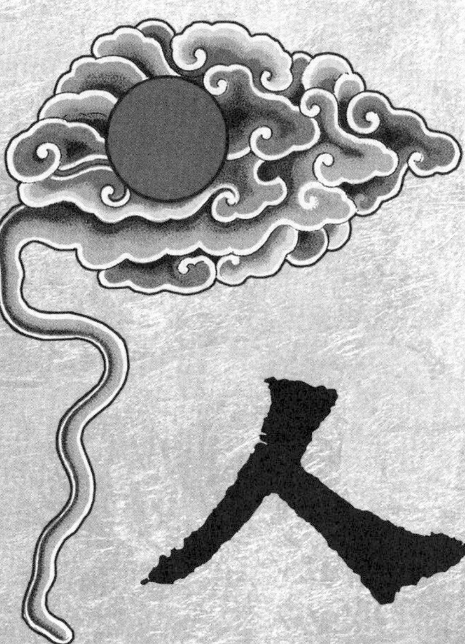

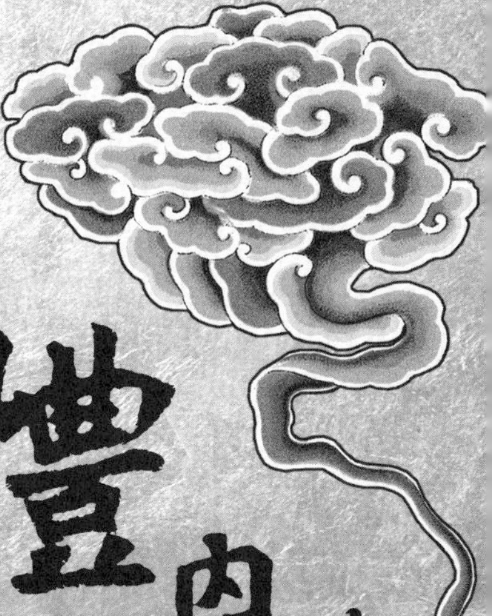

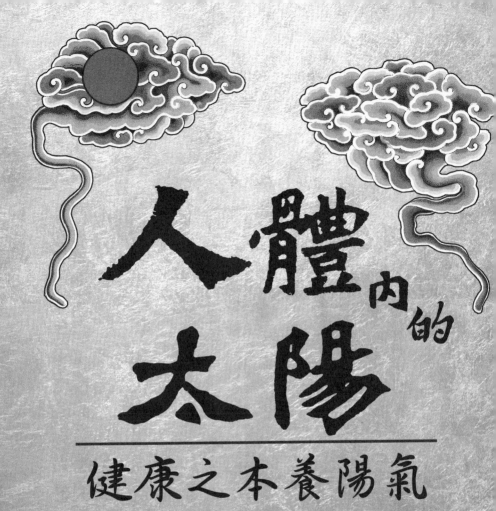

人體內的太陽

健康之本養陽氣

【陽氣者，若天與日，失其所，則折壽而不彰】

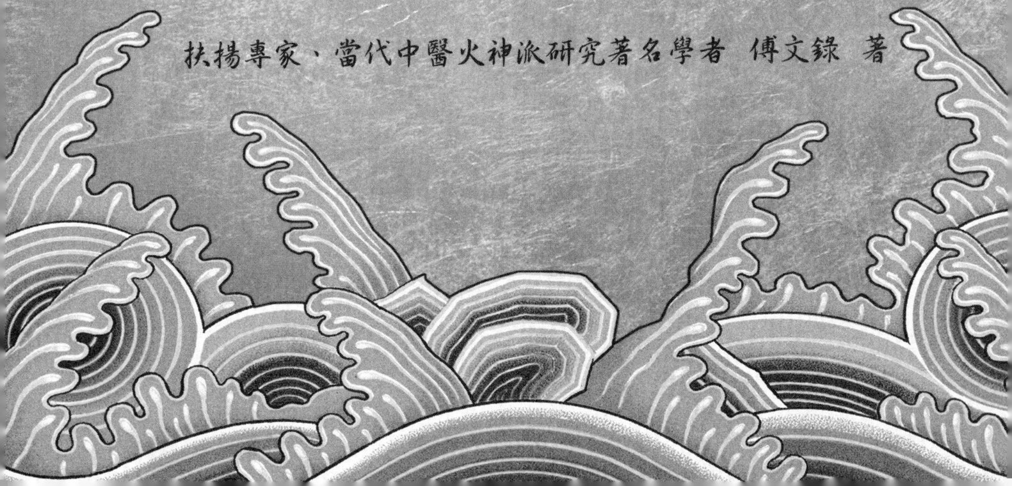

扶陽專家、當代中醫火神派研究著名學者 傅文錄 著

推薦序——養護腎陽，祛病長壽

呂文智中醫診所院長
台北市中醫師公會常務監事
中華民國傳統醫學會理事
中華民國抗衰老醫學會理事
東吳大學中國文學系碩士

中醫於人身各臟腑之中，特別強調「腎陽」的機能，也就是「命門之火」，人的一切能量都來自於此。《難經·三十九難》云：「腎有兩臟也，其左為腎，右為命門。命門者，謂精神之所舍也；男子以藏精，女子以系乳，其氣與腎通。」歷來醫家對「腎陽」的重要性，多有論述，如明張景岳《類經附翼·大寶論》云：「天之大寶，只此一丸紅日；人之大寶，只此一息真陽……人是小乾坤，得陽則生，失陽則死。」張氏所云：「一息真陽」，即指「腎陽」。又明趙獻可《醫貫》也說：「百骸具備，若無一點先天火氣，盡屬死灰……火乃人身之至寶……火不可水滅，藥不可寒攻。」腎為先天之本，所云「先天火氣」，就是指「腎陽」而言。清末醫家鄭欽安《醫理真傳》亦言「天一生水，在人身為腎，一點真陽，含於二陰之中，居於至陰之地，乃人立命之根，真種子也。」中醫以腎為八卦中之坎卦，坎卦卦畫為「☵」，因此鄭氏言「一點真陽，含於二陰之中」，所謂「一點真陽」，亦指「腎陽」而言。可知「腎陽」對於人身的重要性。

因此，中醫的扶陽理論提出了「人生立命，全在坎中一陽」，這「坎中一陽」就是「腎陽」，就是人體諸陽氣的根本，也就是人生命的根本，即此而言，我們日常的養生、祛病與保健都要從維護、鞏固腎陽做起。坊間談論如何養生延年、祛病強身的書籍如汗牛充棟，可說都各有獨到之處，但無論何種方法與理論，終究都與激發或提高人體自身免疫能力有關，而就中醫扶陽理論而言，固護人身的陽氣都來源於「腎陽」，只要「腎陽」充足溫煦全身，如太陽普照萬物，自然就能夠抵擋病邪的入侵。「養護腎陽」就是養生治病的根本原則，所要扶助的就是人身的腎陽，所要固護的也是人身的腎陽。

陽氣如此重要，人們卻常常不經意的損耗它。現代人經常起居不定、飲食不節、缺乏運動、精神緊張以及過度疲勞等等，這樣的生活型態，正是戕害我們人身陽氣的元凶，因而導致身體長期處於亞健康的狀態，最後引發疾病。所以《黃帝內經．素問．生氣通天論》說：「陽氣者，若天與日，失其所，則折壽而不彰。」人身的陽氣就像天、像太陽一樣，被覆、溫暖著人的身體，一旦陽氣不足或機能減弱，人體就會虛弱、生病，甚至死亡。

本書作者在多年的臨床經驗中，發現越來越多的疑難雜病，病因大半是陽虛所引起的，因此對於清末鄭欽安的扶陽理論潛心研究與學習，在臨床應用上獲得良好的效果。所謂「上工治未病」，儘管醫師醫術精湛，都還不如能將疾病預防於發生之前。要預防疾病的發生，就要先改變人們的思想與觀念，本書就是作者推廣扶陽理念與保健養生方法的最好成果，作者闡述了陽氣的重要性、提供簡易的陽虛自測法，從生活中提醒人們導致陽虛的五大生活習慣，最後提供人們多種簡單保養陽氣的養生方法，全書不但理論淺顯易懂、方法更是直捷簡易，對於生活忙碌、工作緊張的現代人來說，是輕輕鬆鬆就能實踐與體驗的扶陽指南。

作者序──腎如陽光，照耀身心

中醫師
扶揚專家
當代中醫火神派研究著名學者
傅文錄

人的一切能量都來源於腎中陽氣，也就是中醫說的命門之火，這是人生命的火種，這個火種就是人體內的太陽。道家講意守丹田，守的就是這個火種，就是想讓它燒得旺一點，因為這個火種一旦激發出先天的活力，將是一個巨大的能量庫，所以我們千萬不要讓外來的寒氣冷卻這個火種僅有的溫暖，更不要讓內生的七情過激將它熄滅。

講到袪病強身、延年益壽，方法真是太多，從營養飲食到生活起居，從運動鍛煉到導引瑜珈，從針灸服藥到按摩保健，各個方面都會有專門的論著。有許多朋友對研究健康養生情有獨鍾，是呀，誰不想活得好一點、健康一點、長壽一點呢？但似乎方法越多，人越迷惑，不知從何入手。能不能有再簡單一點的方法呢？

其實，生活本來就是最簡單的，是我們想得太多，以人為的思考把問題複雜化了。如果能餓了吃飯，冷了穿衣，和大自然一問一答，就不會有那麼多的煩惱了。所以，真正起作用的，往往不是一個具體方法，而是一個觀念，只有觀念上弄明白了，做起事來才能有一個完美的結果，而只有從觀念上改變，才能衍生出正確的健康保健方法來。

方法是工具，就像掃地用掃帚、過河乘小船一樣。地掃完了，掃帚就扔在一邊；到了對岸了，船也不必再拉著上路。

所以說，掃帚和船不是最重要的，要掃哪片地、要在哪靠岸才最重要。交通工具可以不是最先進的，但方向卻一定不要搞錯。

當人體有不適的時候，體內就好比是陰冷潮濕的天氣，但只要太陽一出來，陰霾就會被驅散，陽光普照的環境就不利於疾病的滋生、發展，所以，我們一定要用自己的雙手，把人體的太陽托起來，讓它溫暖我們的五臟六腑，給我們帶來長久的健康。

現在，有很多病比較難治，用常規的方法很難獲得好的療效，如何才能迅速地解除這些疑難雜症帶給人們的痛苦，成了困擾筆者多年的一個難題，也正是這些難題，促使筆者常常在生活中結合著古人的智慧和經驗不停地思考，苦苦地追尋，直到有一天反覆研讀《黃帝內經》之時，才發現其中暗藏著一個很重要的玄機。

這個玄機就是固護陽氣。《黃帝內經・素問・生氣通天論》篇中說：「陽氣者，若天與日，失其所，則折壽而不彰。」《黃帝內經・素問・陰陽應象大論》篇中又說陰陽為「生殺之本始」。明代大醫家張景岳注釋說：「生殺之道，陰陽而已。陽來則物生，陽去則物死。」也就是說，主宰人之生與死的，就是人體的陽氣，因為陽來則生，如春夏之萬物生長；陰來則亡，如秋冬而萬物肅殺。正是這兩段話道出了治病和養生保命的真諦。

古人認為人體的陽氣像天空中的太陽一樣，如果天空沒有太陽，那麼大地就是黑暗不明的，萬物也不能生長，所以天地的運行，必須要有太陽。而人身的陽氣，要調和才能鞏固它的防護功能，不然就會招致病邪的侵入，所以，養護陽氣是養生治病之本。人的一生，就是在不停地損耗陽氣，從小孩到老人就是陽氣衰減的過程，所以我們養生的原則就是保養陽氣。孩子要想強壯必須培養陽氣的生和長，中老年人要想沒病就要養陽氣的收和藏，因此健康長壽之根本就在於保養陽氣。

大家知道了陽氣的重要性，也許覺得扶陽很簡單，在實際中生活中卻總是在不知不覺地損耗陽氣。生冷食物就是損耗陽氣的，如吃水果，就應該吃常溫下的水果，而不是冰凍的，正常人吃冰凍水果都會損耗陽氣，病人就更不用說了。

特別提醒處於發育時期的女孩不要吃生冷食物，因為十多歲的小姑娘正處於月經形成的時候，吃生冷食物就會導致痛經的出現。也不應在月經前和月經期間吃生冷食物，因為陰寒會阻止經絡的運行，造成經血不暢。

苦寒藥物基本分兩種，一種是中成藥，一種是西藥（尤其是抗生素）。稍微有點不舒服去看中醫，醫生可能會告訴你身體濕熱，開了一些中成藥清熱祛濕，而扶陽理論認為這種治療思路是不對的。實際是陽氣不足、身體運作不暢，才導致濕氣的積聚，繼而出現「熱」。實際上只有抓住陽氣這個「本」，才能解決根本問題，所以古代醫家說寧食溫補，不食苦寒。從中醫的角度，抗生素屬苦寒，讓陽氣損耗很大。西方人也已把濫用抗生素看作二十世紀的最大錯誤。

現代諸多的生活方式與就醫治療的方法，在不知不覺中損害了人體的陽氣，這就是為什麼一個小小的感冒，在應用抗菌消炎或清熱解毒的藥物之後，身體會感到疲乏無力、體質況狀日趨低下了，歸根結底就是人的陽氣損傷了，陽傷而正氣不足了，由此而使眾多的年輕人走進了亞健康的龐大群體之中。

筆者在多年的臨床工作中，越來越發現諸多的疑難雜病是陽虛導致的，而且在內科雜病中陽虛者約占五成之多，也就是說在臨床上一半的病人都與陽虛密切相關。所以，在臨床上筆者潛心研究與學習鄭欽安扶陽理論，並相繼出版了《火神派學習與臨證實踐》、《火神派臨證方藥指要》、《火神派當代醫家驗案集》、《火神派扶陽第一品藥——附子》等系列著作，意圖在臨床上推廣扶陽理念，並在廣大群眾中推廣一種科學的保健養生方法。因為處處固護人體的陽氣，對於生命與健康都是十分重要的。

在本書的編著過程中，參考了臨床上眾多專家、學者的專著、演講、成果、論文及網路文獻資料等，特別是火神派醫家，如盧崇漢教授、吳榮祖教授、李可老中醫、唐步琪老中醫，以及已故火神派學者向天青先生的多種文獻與網路資料，特別向他們致謝。為了發揚光大扶陽理念，促進國人體質健康與長壽，讓我們把扶陽氣與保健康的理念推廣到國人的健康保健理念之中！

目次

第三章 保養陽氣是養生的最大秘訣

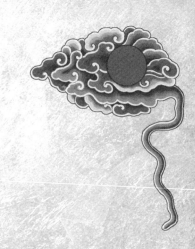

第一章

陽氣無處不在，細節決定健康

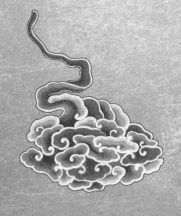

與大自然交換生機

對於人類來說，太陽無疑是宇宙中最重要的天體。萬物生長靠太陽，沒有太陽，地球上就不可能有姿態萬千的生命現象，當然也不會孕育出作為智慧生物的人類。太陽給人們光明和溫暖，帶來了日夜和季節的交替，左右著地球冷暖的變化，為地球生命提供了各種形式的能源。

在人類歷史上，太陽一直是人們頂禮膜拜的對象，中華民族的先民把自己的祖先炎帝尊為太陽神。而在古希臘神話中，太陽神則是宙斯（萬神之王）的兒子。

在中國古典詩歌作品中，太陽意象不僅出現的次數多，而且涉及的內容也十分豐富，它的起源可追溯到原始的太陽崇拜，《山海經》中關於太陽的神話傳說，則會帶給我們更多的聯想。有關太陽，最著名的有以下兩個古老的傳說。

在遙遠的東南海外，有一個義和國，國中有一個異常美麗的女子叫羲和，她每天都在甘淵中洗太陽。太陽在經過夜晚之後就會被污染，然而經過羲和的洗滌，那被污染了的太陽在第二天升起的時候仍會光耀如初。這個羲和，實際上是傳說中的上古帝王帝俊的妻子，她生了十個太陽，並且讓這十個太陽輪流在空中執勤，把光明與溫暖送到人間。這十個太陽的出發地十分荒涼偏僻，那地方有座山，山上有棵扶桑樹，樹高三百里，但它的葉子卻像芥子一般大小。樹下有個深谷叫湯谷，這是太陽洗浴的地方。它們洗浴完了，就藏在樹枝上擦摩身子。每天由最上邊的那一個騎著鳥兒巡遊天空，其他的便依次向上攀登，準備出發……

這就是我們古代先民們心中的太陽，它帶給了我們光亮與溫暖，照耀著大地上一切生命。但是，這十個太陽若共同升起，照射大地時，也會給大地造成災難甚至於毀滅。后羿射日的故事，就是一個射太陽的神話，它也說明了一個道理：物極必反。引申到養生保健上來說，無論什麼樣的保健方法都要有一個度的問題，不能出現偏差。

另一個故事：相傳上古時期，夏朝有窮國的國王名叫后羿，是一個英俊的男子。那后羿不僅長得英俊瀟灑，而且文武雙全，天文、地理無所不知，謀略、武藝無所不精，尤其還射得一手好箭。有窮國在后羿的英明治理下，蒸蒸日上，威震四方。人們豐衣足食，安居樂業，日出而作，日落而息，呈現一派富足祥和的景象。

后羿每天處理完國事後，就帶上心愛的弓箭（傳說此箭乃神靈所賜），到射箭場進行練習，日復一日，年復一年，從未間斷，他的箭術已到出神入化、無人能比的地步。

日子在祥和、美滿中一天天過去，有窮國日趨繁榮。就在人們沉浸在幸福、滿足之際，突然，禍從天降。

那是仲夏的一天，那天早晨和往日並無不同，可到了日出時候，東方一下子升起十個太陽。人們看著眼前的一切，目瞪口呆。大家清楚，天上掛著十個太陽意味著什麼。立時，哭喊聲、祈禱聲混成一片。人們用盡各種辦法祈求上天開恩，收回多出的九顆太陽，但一切無濟於事。一天又一天，田裡的莊稼漸漸枯萎，河裡的水慢慢乾涸，老弱病殘者一個接一個地倒下……后羿看著眼前的一切，心如刀絞，可又無計可施。他愁腸欲斷，焦慮萬分，日漸憔悴。一天，困倦不已的他剛合上眼，忽夢見一白鬍子老人，老人指點他，將九個箭靶做成太陽形狀，每天對準靶心，練上七七四十九天後，便可射落天上的太陽，並囑咐他，此事不可張揚，只有到了第五十天才可讓人知道。后羿睜開眼，驚喜不已，立刻動手做箭靶，箭靶做好後，便帶上箭躲到深山裡，沒日沒夜地練起來。到了第五十天，國王要射日的消息傳出後，在死亡線上掙扎的人們精神頓時振奮起來，彷彿看到了生的希望。人們唯恐后羿的箭射不落太陽，男女老幼都頂著火一般的烈日，用最短的時間，搭起一座數米高的樓臺，並抬來戰鼓，為后羿吶喊打氣。后羿在震耳欲聾的鼓聲裡，一步步登上樓臺，在他身後，是無數雙渴求、期盼的眼睛，在他周圍，是痛苦呻吟的土地，在他頭頂，是熾熱、張狂的太陽。他告訴自己只能成功，不許失敗。儘管知道走的是一條不歸之路，但為了挽救受苦受難的民眾，他無怨無悔。

終於到達樓頂了，后羿回首最後一次看了看他的臣民、他的王宮，然後抬起頭，舉起手中的箭，緩緩拉開弓。「嗖」，只聽一聲巨響，被擊中的太陽應聲墜下，隨即不知去向。臺下一片歡呼，吶喊聲、戰鼓聲穿透雲霄。后羿一鼓作氣，連連拉弓，又射落了七顆。還剩最後兩顆了，此時，他已精疲力竭，可他知道，天上只能留下一顆太陽，如果此時放棄，就意味著前功盡棄。他再一次舉起箭，用盡全身力氣，將第九顆太陽射落後，便一頭栽倒在地，再也沒起來。一切恢復了原樣，而勇敢、可敬的后羿卻永遠閉上了眼睛……

以上只是傳說，但從根本上來說，地球上所有生物生存所依賴的能量都來源於太陽，沒有太陽就沒有生命存在。地球上生命的奇蹟根源於太陽的能量變化。比如，一粒玉米種子，它本身的體積很小，但種植以後，經過適當的管理，到它成熟的時候長成近二米的植株，並且還有數以百計的種子形成。它的生長過程是能量轉化為物質的過程，現代科學認為其主要來自光合作用，這個光是指太陽光，也就是說這個生命奇蹟的背後是太陽的作用，它是把太陽的能量轉化為物質。而動物則又從植物獲取物質作為食物，這個過程，則把植物所儲存的能量轉化為動物身上的能量。當然，人也不會例外的。因此，動物的生長所需要的能量間接地來源於太陽，而在這個過程中，物質只是能量的載體。「萬物生長靠太陽」，這不僅是在歌裡面唱唱，事實亦是如此。可以說太陽無形之陽氣是生命的主導，對於人體生命影響及生、長、壯、老、死的過程，陽氣就是主宰。

陽氣決定壽命的長短

我們知道，中醫的理論是源於自然之道的，什麼是自然之道呢？就是大自然的規律。中醫主張天人合一，天人合一就是人類的生生不息，時刻都與天地保持密切相協調的關係。這即是老子在《道德經》中所說的：「人法地，地法天，天法道，道法自然。」人體的陽氣是人體津液溫煦蒸騰作用所產生的氣化物，就是生命臟腑生理代謝過程中所產生的熱量與動能，生命代謝過程中產生的能量有百分之五十五變為熱量，以維持人體的體溫，熱量與陽氣共同使人的體溫維持恆定，並使人感到溫暖。之所以將熱能所產生的氣化物稱之為陽氣，就是因為人體的熱量與陽氣像太陽一樣，能使人溫暖、舒適，或者感到熱，所以稱之為人體之陽；而稱之為陽氣，則表示其在人的生理過程中有著一系列的氣化反應。就如同相聲中說的一句笑話，人是氣吹起來的，其實這話一點也不假，人就是由陽氣充盈著的一個生命活物，離開了氣人就完了。

陽氣是生命的主宰

我們生活在地球上，而地球是圍繞太陽旋轉的，就太陽與地球而言，太陽為陽，地球為陰，地球上的一切生命活動的原動力都來自太陽。假設沒有太陽，我們地球上會有如此繁多的物種及繁衍不息的生命嗎？答案是否定的。因此陽氣不僅是大自然的主宰，同時也是人體健康生命的根本，故《黃帝內經．素問．生氣通天論》告誡我們說：「陽氣者，若天與日，失其所，則折壽而不彰。」這就是說，把陽氣比作天與日，沒有陽氣的彰顯，也就沒有任何的生命形式存在，也就無所謂人了。而人一旦失去了陽氣，不僅沒有了健康，就連生命也不會存在了。

就人體而言，如果把陽氣算作一百，那人從生到死，是陽氣從一百到零的過程，也就是說人從生到死，是陽氣的消耗過程。我們人身之陽氣受之於父母，不管接受了父母多少陽氣，在呱呱墜地之時，這天賦之陽對每一個人來說，都是百分之百的，故古人說小兒為「純陽之體」。而一具死屍，全身冰冷，此時其陽氣為零，姑且稱作

「純陰之體」。這就是說，我們的陽氣養護得愈好，身體也就愈健康，壽命也就愈長，反之也就沒有健康及長壽。因此，筆者認為，我們的身體狀態經常是「陽常不足」，也就是說，我們的身體多是處於陽氣消耗而不能及時補充的狀態。

養生就是保陽氣

現代人的保健與養生意識大都比較強烈，雖然養生保健的方法很多，但必須要注意的是，我們必須遵循自然之道。什麼是自然之道呢？就是要符合自然的變化規律，以及自身陽氣狀態，適合做哪些，不適合做哪些，千萬不可逆自然而動；否則，非但不能保健與養生，反會損陽耗氣、勞倦內傷。正如《黃帝內經．素問．四氣調神大論》中所說：「從陰陽則生，逆之則死；從之則治，逆之則亂。」此處之「陰陽」即指自然規律，即春生、夏長、秋收、冬藏。以冬藏為例，冬季本屬封藏，於攝生之道應「早臥晚起，必待日光」、「祛寒就溫，無泄皮膚」，此之謂「無擾乎陽」。並不是春夏秋冬都要運動到汗流浹背才能健康，如果我們在冬季既不「封藏」，也不「無泄皮膚」，這肯定是傷陽之道，可能得一時之利，但從長遠看，不可能得到真正的健康。

我們身體中受於父母的先天之氣——即腎中精氣（陽氣的前身），以及後天呼吸之清氣和脾胃運化而來的水穀之氣，相結合後而成為我們身體中的陽氣，它具有溫養全身組織、維護臟腑功能的作用。陽氣虛就會出現生理活動減弱和衰退，導致身體禦寒能力下降。有研究認為：「人到四十，陽氣不足。損與日至。」意思是隨著年齡的增長，人的陽氣會逐漸虧耗，這句話千真萬確。

神醫華佗曾著有一本叫做《中藏經》的醫書，就專門談到陽氣與生命健康的問題，他認為：萬物之生由乎陽，萬物之死亦由乎陽。人之生長壯老，皆由陽氣為之主；精血津液之生成，皆由陽氣為之化。比如說我們吃進肚子裡的食物，如果沒有胃中陽氣運動，就不可能把食物轉化成食糜，所以古人常說：「陽強則壽，陽衰則夭。」陽氣是生命的根本，而保陽氣是養生護命的根本大法。

陽氣的損耗與恢復

人生每時每刻都在消耗陽氣，比如我們說話、活動、走路、動腦筋、想問題、發脾氣等一切，只要是醒著所做的動作，都在消耗著我們的陽氣，直至陽氣竭盡，生命終止。所以陽氣永遠都不可能過亢，只有消損而補充不足！人們也不斷地消耗陰氣，「人過四十，陰氣自半」，此陰氣，是降斂陽氣的能力，陽氣不能好好斂藏，自然不足，體質也自然下降。

陽氣的恢復主要靠吸收天地間的陽氣，以及通過飲食、睡眠、鍛煉、保健、修煉等來完成。陽氣旺盛的人恢復也快，陽氣虛弱的人，不但有不可避免的日常消耗，還因為陽虛，自身功能低下，不能固密自斂陽氣而自動外泄。

因此，保陽氣，就是保健康、保生命，是養生護命的根本大法。

健康速成法——保有好脾腎

人體的陽氣發源於哪裡呢？《黃帝內經》認為，人體的陽氣發源於我們的腎中，那麼腎中的陽氣又來源於哪裡呢？中醫經典認為是由精氣所化生而來的。人體腎之精氣，就像是一棵大樹的根一樣，只有根深，葉才能繁茂。

好腎才有好命

中醫傳統觀念認為，腎為先天之本，這個先天之本，就是父母所給予我們的先天之精氣，這個精氣潛藏在我們的雙腎之中，然後慢慢地升發出來，產生足夠的熱度與能量，我們最能感覺到的就是體溫，我們稱之為人體的「太陽」，而且這個人體的太陽，也與自然界的太陽升降與放光產熱一樣，清晨體溫最低，之後隨著太陽的升起，體溫漸漸升高，日當中午的時候，人體體溫最高，然後與太陽一樣，溫度慢慢回落下來。也許有人要問，那麼我們人體的陽氣是如何產生的呢？打個比方說，這種由腎精所化出的陽氣，就像在地球內部的天然氣或石油一樣，是可以源源不斷供我們使用的能源。總之，藏於先天之本腎中的精氣，所釋放的陽氣供養我們的身體，使我們的身體保持足夠的溫度，這個溫度可抵禦外來寒邪的侵襲，以保證我們生命健康的需要。

小孩陽氣旺的三大特徵

這個腎精所化的陽氣，支持著我們身體生長和發育，如中醫認為嬰兒是「純陽之體」，這是因為每個人剛生下來時，陽氣是非常充足的，是沒有疾病的（先天疾病除外）。古代的聖人老子說過：嬰兒雖然筋骨柔弱，卻能緊緊地抓住小物件什麼的，這是他們陽氣旺盛的表現。嬰兒出生後經常整天號哭不止，嗓子卻不會沙啞，這是真氣（即陽氣）暢通的表現。小孩子陽氣旺盛有三個主要的表現。

1. 不怕冷：

健康的小孩子全身就像一個小火爐一樣，身上一天到晚是熱呼呼的，蘊藏了無盡的熱量，無論冬天下多大的雪，外面天氣有多麼寒冷，他們總是在冰天雪地裡玩個不停，根本就不知道什麼是寒冷，這些都是小孩兒陽氣充足的表現。

2. 特別愛笑：

高興是人體陽氣充足與發洩的表現，據有關統計資料顯示，孩子平均一天要笑一百七十次，而且他們的笑是發自內心深處的，是典型的陽氣由內向外升發發洩的過程，而且這種純淨的笑是非常天真爛漫的，可以感染周圍的每一個人，我們每個人都曾有這樣的親身體驗，說明陽氣的升發與發洩是可以向外波散的。

3. 精力充沛不知疲勞：

一般健康的小孩子精力旺盛，能折騰，連續玩上一整天都不知疲勞，看他們的勁頭兒就好像根本不知道什麼是安靜似的。陽氣主動，陽盛則動，這都充分表現出小孩子是陽氣旺盛之體，而且這個腎精中的陽氣在促進著小孩子們的生長與發育。

人老則陽氣衰

人體內的陽氣就像是點燃的油燈一樣，隨著時間的推移，燈油會慢慢減少，燈的亮度也越來越小。人到了老年，身體就會變得僵硬起來，而人年輕的時候，身體是柔軟的。我們看看自然界的植物也是這樣，春天生長的時候都是柔軟的，到了秋天、冬天枯死的時候就沒有彈性了。從柔軟到僵硬的變化，就是陽氣減少、陰氣增加的過程。這一切都說明，人體溫度與陽氣表現，是人體生命之活力。

《黃帝內經》中也有類似的說法：陽氣充足的人，精神旺盛。小孩子的時候，對外界的一切事物都有強烈的興趣，渾身充滿了活力；到了老年，對新鮮事物也不再好奇，精神也變得萎靡不振。《傷寒雜病論》中，醫聖張仲景說道：「少陰之為病，脈微細，但欲寐。」人到老年之後，就會出現類似這種少陰心腎陽氣虛衰，表現為一天到晚無精打采、昏昏欲睡的樣子，脈搏則細得幾乎難以摸到。醫聖認為這是心與腎陽氣不足的表現，根本問題是腎陽虧損。所以說，我們看到的小孩子陽氣足，主動，而老年人恰恰與此相反，陽氣虧虛，陰氣盛而主靜。所以老年時候懶得動、怕冷、無精打采等，都是陽氣不足的表現。

脾胃健康助生陽

前面我們說了，人體腎之精氣是陽氣的來源，而人體的腎就像是一棵大樹的根一樣，那麼這個大樹之根也需要我們施肥、鬆土、澆水，這個大樹才能生長旺盛。也就是說，我們的腎中先天之精氣，即父母親給我們的先天之精，也需要後天不斷的滋養，才能夠源源不斷地為我們的身體提供熱量與溫度。這個不斷為先天之本提供能量源泉的機器，就是我們的脾胃，也就是中醫上常說的後天之本，只有這後天之本脾胃功能強健，我們腎中之精氣化所釋放的陽氣才能夠源源不斷地供給我們的需要。所以說，要想保持先天精氣陽氣的旺盛，還要靠後天之本強健的脾胃為之化源。

正是由於胃的運作，將吃進去的各種食物（特別是高品質的食品）轉化產生了熱量、轉化成血液流動的動力，並隨著血液運行將養分傳遞到身體各處，保證了身體有充足的能量與體溫，而溫度又反過來溫暖與推動血液，使血液向前湧動的力量更足。這就是中醫上常說的「血為氣之母，氣為血之帥」，這個「氣」就是熱氣、熱量，就是溫度，就是人體內的陽氣。因此，我們一日三餐吃進去的食物，是我們身體重要的滋補來源，也是最直接獲得能量的方法。

古人有個形象的比喻，說脾胃如釜，就是把脾胃比作是灶臺上的鍋，而下面釜底之火，就是腎中精氣——腎陽，靠先天腎中之陽氣這個火力，把鍋中食物煮熟。所以，當我們在冬天喝下一碗熱氣騰騰的羊肉湯時，你會感到全身從內到外都是暖呼呼的，渾身都舒展開了。這是因為溫熱的食物，在溫暖全身的同時，也溫補了腎中之陽氣，而腎陽得到溫補之後，反過來強化了脾胃功能，使我們的食欲也大大加強了。所以說，腎之中精氣，不能涼，只能熱，只有通過不斷地、適度地添加燃料，才能讓腎之陽氣、生命之火燒得更旺、更持久。

食物只有煮沸、煮熟之後，人體才能夠充分吸收。而由於人的脾胃功能強弱不同，有的人腎中陽氣不足，就像是鍋中煮飯，下面灶中之火很弱，根本就不能把鍋中的水燒沸騰，而鍋中之食物更無法轉化成能被人體所吸收的食糜，這些無法消化吸收的食糜，又迅速被人體排出體外，這時候人就會表現出胃中不舒服，甚至於拉肚子。也就是我們常見的，大家一塊去吃酒席，一桌子上九個人吃過飯都沒有什麼事，就有那麼一個人吃過就飯就腹瀉一樣，這種人就是脾腎陽虛。

做自己的醫生——最簡單的「陽虛」自測法

說到陽虛，很多人似懂非懂，還有很多人會想到腎虛什麼的，其實腎虛和陽虛並非同一層次的概念，那麼我們應該怎樣理解陽虛呢？

王琦教授認為：陽虛是一個整體的概念，包括了腎陽虛、脾陽虛、心陽虛等等，通俗一點來講，就是人的生命之火不夠旺盛。實際上，這就是典型的人體火力不足——即人體內太陽產生的熱度不夠，也有人把這一類人歸為陽虛體質。而由於人體之陽氣發源於腎中之陽，因此，陽虛之根本，就是腎陽虧虛而導致的全身陽虛。

怕冷是陽虛最典型的表現

陽虛最典型的症狀就是怕冷。在冬天我們看不出某個人是否怕冷，因為冬天大家個個都穿得比較厚；在夏天最容易看出某個人是否怕冷，因為大家夏天穿得都比較單薄，目的是為了涼爽，但在醫院，特別是中醫院，或是西醫院的某個老中醫門診，總會看到有個別人穿著與常人有別，穿著比較厚實，甚至於嚴實包裹。我在臨床門診的時候，經常有這樣的病人前來求醫。

記得在二〇〇八年夏季三伏天裡，遇到一位婦女患產後怕冷與周身疼痛病症。她於夏天在廣州市某醫院生產，由於醫院使用中央空調，病人產後身體虛弱又感受風寒，從此患上怕冷與全身疼痛。曾經在北京、廣州等大醫院經西醫看後，認為無法確診疾病，也無從下藥治療。一摸患者的手濕涼濕涼的，再摸脈沉，即使按壓筋骨也無法觸及到脈動。這是因為陽氣不足，就像燒水，如果下面的火燒不旺，水總是不開一樣。而摸不到足夠的脈搏跳動，就是比較典型的陽虛脈表現。

身體疼痛多與陽虛有關

陽虛之人常常伴有疼痛。前面我講述的這個病人，一方面是怕冷，另一方面就是渾身疼痛。為什麼陽虛之人常伴有疼痛呢？在《黃帝內經・舉痛論》中說到，引起人體疼痛症狀的原因有十四種，但其中有十三種是因寒邪而引起，這表明在古代人們就已經充分認識到，寒冷是誘發人體疼痛的主要原因之一。因為陽虛之人常常身體溫度較低，同時由於陽虛之體無力抵禦外來的寒氣，特別是夏天過度使用空調，或是冬天保暖不夠，寒氣侵襲身體，就容易感寒邪而致病。

由於陽虛而寒邪易侵，且寒邪具有陰冷、凝結、阻滯的特點，可使人體的筋脈縮緊，血液不能正常流通，整個人就往裡縮，就像是冬天我們從溫暖的室內突然到冰天雪地的室外，就會感覺到整個人都在收縮，連伸手都感到困難一樣。中醫認為「不通則痛」，因此，凡是陽虛而易感受寒邪者，往往與身體疼痛相伴隨而來。

陽虛者必濕重

陽虛之人往往與水腫、痰飲等病症相伴。我們都知道七日晴一日雨是為風調雨順，如果是反過來，假如是七日雨一日晴，那我們所看到的將是一片水濕之地，不僅交通不便，而且到處都濕氣彌漫，人們的心情更抑鬱、沉悶。若是在暑濕的夏季，空氣中的濕氣過多，我們還會感到呼吸都困難，這些都是水濕過多造成的。一旦雨過天晴，陰雲散去，水濕隨著太陽光的照射而蒸發到空中，一切都會隨著陽光的出現而消散的。同樣的道理，如果體內的太陽不能正常發熱，體內的水濕無法正常運行到身體各處參與機體新陳代謝，特別是哪裡陽氣不足，水濕也就容易在哪裡顯現。

陳澤霖老中醫曾說過這樣一句話，叫做「陽氣不到之處，便是水濕積聚之所」。這句話的意思是說，人體內有一個地方如果陽氣運行不到，那個地方就會有水或濕氣聚集。就像雨過天晴後，但凡太陽照射不到的地方，那裡的水濕就散發緩慢一樣，甚至在背陰的地方長出綠苔來。因此，凡是陽虛體質的人，往往會伴隨出現面腫、腳腫，甚至出現全身性浮腫。因此，我們會發現一些患有肺部疾病的老年人，經常出現喉中痰聲漉漉，或是喉中如同蛙叫一樣的哮喘聲，這種情況中醫叫做痰飲，其原因就是水濕不能化開而聚集肺部引起的，這種老年病人都有一個共同的特點——怕冷，即陽虛。

陽虛寒濕重

當身體有以下症狀或特徵出現，即代表體內因陽虛而寒濕過重。

1. 面色發白、發青、發暗、發黑，代表體內可能有寒。顏色越是發暗，就代表寒濕越重。
2. 舌苔發白，代表體內有寒濕。
3. 反覆的口腔潰瘍，代表體內有寒。
4. 口臭時舌苔發白，代表體內有寒。
5. 咳嗽時痰是稀白的，代表體內有寒。
6. 流清鼻涕，代表體內有寒。
7. 流出的汗是涼的，代表體內有寒。
8. 愛打噴嚏，特別是早上起來，遇風噴嚏不斷，代表體內有寒。

9. 感冒發熱時渾身感覺冷，代表體內有寒。

10. 經常腹痛、腹瀉，代表體內有寒。

11. 臉上長痘和斑，代表體內有寒。

12. 長濕疹、牛皮癬、白斑，代表體內有寒。

13. 手腳長年冰冷，代表體內有寒。

14. 腳踝浮腫，代表腎陽氣虧虛。

15. 四肢關節疼痛、頸肩酸痛、五十肩、腰酸背痛等症狀，代表體內有寒濕。疼痛的部位越多、時間越長，代表體內的寒濕越重。

陽虛者多血瘀

陽虛之人往往伴有血瘀。上面講了陽虛之人容易感受寒邪，由於寒則收凝，阻滯血液的流動，血液不能很好地在血管內流動的話，就會停滯不前，血液停滯不前就會像汽車堵塞在公路上一樣，不能前進，這時候人就會生病。我們冬天在外面感到很冷的時候，就會出現口唇青紫，甚至於手腳都因為凍傷而青紫，這就是寒邪導致陽虛而氣不能運行，血管內血液瘀滯所形成。

人體的血液總量大約是體重的百分之七至百分之八，比如體重為五十公斤的話，則血液總量約為三千五百至四千毫升。這麼多的血液是不會自行運動的，必須有陽氣的鼓動，也就是心陽的推動才能向前運行。如果陽氣不足，心陽鼓動的力量比較弱，血液在血管內就會流動緩慢，遇到血管比較細的地方，就容易阻塞。中醫稱這種現象叫做瘀血證，即血液瘀滯，血液瘀滯在什麼地方，什麼地方就會得病。如不少的女性，來月經時肚子痛，甚至月經伴有瘀血塊出現，這種情況就是因為陽虛而長期血瘀所導致的。一些老年人，為什麼會出現冠心病、腦血栓呢？就是因為老年人陽氣虧虛，血脈不暢，瘀血阻塞了心臟或是大腦的小血管，從而出現冠心病或腦血管病變。

為什麼陽氣虧損會出現血行瘀滯呢？這是因為，當身體陽氣不足的時候，身體內就像是出現了陰天，體溫就會降低，陰天時間越長，體溫就會降得越低，帶來的直接後果就是血液凝滯，運行速度變慢。陽虛還常伴寒濕而來，特別是當溫度下降以後，水不易蒸發，濕氣就大，反過來又加重了血液的凝滯，使血液的運行速度更加緩慢，這樣，各臟器的供血就會減少，臟器的功能就會下降。再加上身體內長期烏雲密布，很容易造成細菌的繁殖，使體內「發霉」、潰爛，引發各個器官的慢性炎症。如果腎氣得不到及時的補充，體內始終得不到陽光，各種臟器缺血、慢性炎症就會久治不癒，最後從量變到質變，血管被嚴重阻塞，各臟器功能衰退，慢性炎症可能會發展成腫瘤。解決這一切的根本方法，就是盼望著人體內重新升起太陽，讓身體在充足的腎陽照耀下溫度上升，濕氣蒸發，這樣血液流動自然就暢快了，臟器的供血就又恢復了，氣血暢通無阻，人才會健康。

陽虛五大症狀

中醫認為，陽虛是指人體內的陽氣不足，大多表現為五大症狀：

1. 畏寒肢冷，四肢不溫：

陽氣猶如自然界的太陽，陽氣不足，則會處於一種寒冷狀態。

2. 完穀不化：

指的是大便中夾雜未消化的食物。古人對此現象的產生有一具體的比喻，食物的消化就好比把生米煮成熟飯，胃就好比是煮飯的鍋子，而陽氣就好比是煮飯用的火，沒有「火」（腎中之陽氣之火），米就無法煮成「飯」。所以當陽氣不足時，入胃中的食物也就無法很好地消化而直接從腸道排出，這些未完全消化的食物，中醫稱為「完穀不化」。

3. 精神不振：

陽氣不足，細胞的生命活動衰退，所以表現為萎靡不振，氣短懶言，無精打采。

4. 舌淡而胖，或有齒痕：

體內水分的消耗與代謝，取決於陽氣的蒸騰與氣化作用。如果陽氣不足而衰微，對水液蒸騰消耗不足，則多餘的水分蓄積於體內，導致舌體胖大，胖大的舌體受牙齒擠壓而出現齒痕。

5. 脈象沉細：

陽氣不足，不能鼓動血管內的血液正常流動，所以脈象沉細無力。這就像給自行車打氣一樣，如果沒有足夠的壓力，自行車輪胎就無法膨脹起來。

五臟陽虛的不同表現

雖然陽虛之根本在腎中陽氣不足，但由於人體五臟之機能活動均根植於腎之陽氣，陽虛的同時也會使五臟均表現出各自不同的陽虛病症。陽虛最大的共同表現就是氣虛，即氣弱、脈弱、怕冷、身體發涼，有了這些症狀，就表明人體已經出現陽虛了，但陽虛在五臟之表現是有不同的。

1. 脾陽虛：

表現為食少腹脹，肚子發冷，拉肚子。嬰兒可以不穿衣服，但是肚兜得帶上，這是因為要保護脾胃不受寒。否則，將來長大了，就可能會脾陽虛。

2. 心陽虛：

表現為胸部、心臟部位發涼，且稍微勞累一點就心慌、氣短。

3. 肝陽虛：

表現為萎靡不振，沒有生機。因為肝主升發條達，肝氣是向上生發的。

4. 肺陽虛：

表現為氣喘、咳嗽，特別是頑固性咳嗽、哮喘久治不癒者。

5. 腎陽虛：

表現為沒有精神，面色發暗，腰以下發涼，小便多，夜尿尤其多。

陽虛自測表

這個表格是王琦教授研製出的，如何判斷自身是否存在陽虛呢？只要在下面這個表格內，選擇五個項目中的一個，然後計算出最後得分，得分越高，陽氣虧虛程度就越高。

請你根據近一年的體驗和感覺，回答以下問題	沒有（根本不）	很少（有一點）	有時（有些）	經常（相當）	總是（非常）
①您手腳發涼嗎？	1	2	3	4	5
②您胃脘部、背部或腰膝部怕冷嗎？	1	2	3	4	5
③您感到怕冷，衣服比別人穿得多嗎？	1	2	3	4	5
④您比一般人耐受不了寒冷（冬天的寒冷，夏天的冷空調、電扇等）嗎？	1	2	3	4	5
⑤您比別人容易患感冒嗎？	1	2	3	4	5
⑥您吃（喝）涼的東西會感到不舒服或者怕吃（喝）涼東西嗎？	1	2	3	4	5
⑦您受涼或吃（喝）涼的東西後，容易腹瀉（拉肚子）嗎？	1	2	3	4	5
判斷結果：　□是　□傾向是　□否					

註：凡累計分數≧18 分以上者，均可判斷為陽虛體質，或是陽虛傾向，分數越高說明陽虛的程度越高。

體溫是健康的晴雨表

人稟父母先天之精，日漸長大；成年後，又漸漸衰老，直至死亡，其過程全由陽氣操縱。陽氣微弱則人體虛弱，陽氣虧虛則人體衰老或百病叢生，陽氣旺盛則身體健康，陽氣消亡則人也死亡。人死了以後，連一根毫毛都不少，可就是不出氣了，身體冰涼，沒有了溫度。可見溫度就是體內陽氣的表現，你雖然看不見，摸不著，但確實能感受到它的存在，陽氣給你帶來了溫暖的身軀，保證了身體生命活動的進行。

正常的體溫

人體內陽氣的表現——溫度，對於我們身體內的陽氣，就像自然界的太陽一樣，溫養著我們的身軀。我們常說的測體溫，主要是測幾個部位：腋窩、直腸和口腔。一般來說，直腸的溫度最高，大概反映人體內部深處的體溫，口腔溫度略低，腋窩溫度最低。由於腋窩可以反映體表溫度，而且測量起來也很方便，所以應用得最多，正常人的腋溫一般是在三十六度至三十七．二度之間。

各部位的皮膚溫度有較大的差別。在室內溫度為二十五度的情況下，以一個成年男子在脫光衣服裸體時所測量的體溫是三十六．五度，全身各部分皮膚溫度數值，從頭開始從上到下分別是：前額部是三十六．四度，胸部是三十二．六度，腹部是三十一．五度，背部是三十三．二度，臀部是三十．三度，膝部是二十七．七度，小腿部是二十八．九度，足背及腳趾處溫度是二十三．六度到二十七．二度。由此可見，我們的體溫，在頭部最高，正如《黃帝內經》中所說「頭為諸陽之會」，也就是說頭部是陽氣聚集最多的地方。這同時也說明了在寒冷的季節裡，頭部為什麼暴露在外面而不怕冷的原因之一。

體溫是恆定的，也是波動的

無論是住在北極冰天雪地裡的因紐特人、棲身於非洲草原上的肯亞人，還是住在北京四合院裡的中國人，把溫度計放在他們的舌頭下，量出來的結果都是三十七度左右。為什麼人們外貌、身體、所處環境千差萬別，體溫卻是一致的呢？人體是怎樣維持體溫精妙恆定的呢？

人類的體溫設定在三十七度，是自然進化的選擇。因為要保持一個恆定的體溫，必然要選擇一個產熱和散熱最容易平衡的點，在這一溫度時，機體活動所產生的熱量最容易與機體散失在環境中的熱量平衡，也就最容易保持體溫的恆定。

但是，嚴格來說，三十七度只是體溫的一個大概數字，人體各個部位、每日早晚、不同的季節，以及男女之間的體溫均存在著差異。人體正常體溫有一個較穩定的範圍而並不是恆定不變的，這就是說體溫是有波動的。

這是為什麼呢？《黃帝內經．素問．生氣通天論》中說：「陽氣者，一日而主外，平旦人氣生，日中而陽氣隆，日西而陽氣已虛，氣門乃閉。」這是說：人身中陽氣（溫度）和自然界的陽氣一樣，白天運行於身體外表，故溫度升高，可以保衛人體不受邪氣的侵犯；早晨的時候，人的陽氣開始上升，即人的體溫漸漸升高；中午的時候，陽氣最旺盛，人的體溫最高；到了日落西山的時候，陽氣也逐漸衰弱，人體的體溫也又逐漸下降。這表明，我們的古人已經認識到，人體內的陽氣就像太陽，也有一個升降的過程，即人體的體溫，也是一天處在升降的波動之中。現代研究認為，體溫波動現象叫做人體生物節律，在一天的生物節律中，清晨二至五時體溫最低，下午五至七時最高，但一天之內相差應小於一度左右。這與古人的認識是相一致的。體溫除了有日節律外，還有同自然界太陽一樣的季節性變動，如夏季體溫較高些，冬季人體內的陽氣內藏，故而體溫略為低一些。就像我們感覺夏天的太陽烈日炎炎，而冬天的太陽則是暖烘烘的。顯然，冬夏的陽氣是有明顯差別的，人體的陽氣——溫度也是如此。這種現象，中醫理論稱之為天人相應。

那麼，人體正常的體溫究竟是多少呢？正常人口腔溫度為三十六．五度至三十七．二度，腋窩溫度較口腔溫度低〇．三度至〇．六度，直腸溫度（也稱肛溫）較口腔溫度高〇．三度至〇．五度。另外，男、女的體溫也有不同，女子體溫一般比男子約高〇．三度。女子的體溫之所以比男性高，是因為女子體溫還與月經有關，也就是女性由於月經週期的關係，體內的陽氣（體溫）在每月週期性變化的影響下，又出現的一個陽氣（體溫）變動的月節律。所以說，人體體溫有一個較穩定的範圍，但並不是恆定不變的。

人體會自動調節體溫

人體對體溫的調節是非常精確的，體溫只要偏離正常值〇．五度，就會讓你感到不舒服。如果體溫比正常值上升或下降了一度，你就可能需要趕快去看急診。那麼，人體是怎樣維持體溫相對恆定的呢？

這是因為人體內有一套產熱和散熱的自動調控裝置，它由大腦司令部內下丘腦的體溫調節中樞和皮膚、內臟的許多溫度感受器組成。當人感到冷或熱時，這些由外得到的信號，由神經系統源源不斷向上傳入，當這些資訊到達下丘腦的體溫調控「司令部」的時候，司令部就很快下達指令，通知有關部門來進行增溫或降溫措施，使肌肉、內臟器官、皮膚、毛細血管、汗腺等全部啟動起來，在各司其職統一協作下，有序地進行體溫升降溫度調控，儘量使體溫保持在恆定範圍。比如，當環境溫度下降和寒冷刺激時，肌肉就會收縮發抖（打冷顫），使產熱增加。如有的小孩在排尿前後出現身體顫動一下，北京俗話講叫打尿顫兒，特別是在冬天的時候，大人在排尿後也會出現這種情況；與此相反，在夏天天熱時，人體就會排汗，利用水分蒸發來散熱。如我們在空調房間內，感覺到非常涼爽，可我們到外面的空調機排風扇前，感覺到的全是熱風，這就是散熱製冷的原理。

人體是恆溫動物，但是我們所說的三十七度的體溫是人體內部的溫度。人體的皮膚是一個巨大的散熱器官，它能把人體的體表溫度維持在二十五度左右，因此當外界氣溫低於二十五度時人們覺得涼爽；到二十五度時，人們既不覺得冷也不覺得熱，這叫做不感溫；當超過二十五度時，人們就會覺得熱了。

人體在新陳代謝過程中，體內營養物質不斷地進行生物氧化，釋放能量，這是產熱過程，這個產熱過程就像是太陽光照射一樣，使我們的身體得到溫暖。同時，在我們的各種活動過程中，又需要消耗大量的熱量，如說話、走路、工作、思考問題，以及喜怒哀樂等思想活動，而這些身體代謝所產生的熱量，又通過各種途徑不斷地從人體發散到外界環境中去，這是散熱過程。這兩個過程保持動態的平衡，才能維持人體體溫的相對穩定。產熱快而散熱慢，則體溫升高；產熱慢而散熱快，則體溫下降。

當人體體溫過低時，身體就啟動自身產生熱量與溫度。由於各器官的大小不同，生理活動的強度和代謝率也不同，所以各器官的產熱量，在人體總產熱量中所占的比例也不一樣。人體主要的產熱器官是骨骼肌和肝臟，其次是心臟和腦，其他器官在總產熱量中所占的比例較小。人在安靜狀態時，肝臟產熱量占總產熱量的百分之二十至百分之三十，骨骼肌占百分之二十五，腦占百分之十五。人在從事體力勞動和體育運動的時候，人體總代謝率顯著增加，總產熱量比在安靜狀態要高出好多倍。各器官產熱比例也發生變化。由於活動劇烈，骨骼肌產熱量劇增，可占總產熱量的百分之七十五至百分之八十，可見骨骼肌有巨大的產熱能力，在維持體溫的相對穩定中具有重要意義。

當人體體溫超過了正常溫度與人體的耐受限度時，身體就啟動散熱手段，以維持正常體溫。人體散熱主要是通過皮膚實現的，此外有少部分熱量通過呼吸道加溫空氣和蒸發水分而散失，還有極少部分熱量隨著尿和糞便的排出而散失。通過皮膚表面的散熱，可以分為直接散熱和蒸發散熱兩大類。比如，我們在熱的時候走進空調房間，體溫就會向房間發散而使體溫降低，這樣我們感覺到涼爽，這是身體散熱的過程。如果沒有特別涼爽的地方，我們則會出大量的汗，利用汗出帶走身上的熱量，這時身體的溫度也會下降。但是，大量出汗也會對人體陽氣產生損耗，這將在後文詳述。

關注小孩的體溫

中醫理論認為「小兒為純陽之體」，既然是「純陽之體」，那麼其陽氣一定是旺盛的，旺盛的陽氣使小孩兒的體溫比成人高一些。孩子出生後，正常的體溫就較成人稍高，且易波動，這是因為小兒新陳代謝旺盛，體溫調節中樞發育尚未完善。所以中醫常說，小兒易寒易熱，就是因為自身體溫調節尚不能達到完善的地步。

一般小兒的正常體溫在三十七度至三十七．二度左右，少數小兒一天中最高體溫可達三十七．四度。除此之外，小兒體溫在一日之間可有較大波動，年幼兒一日之間體溫可相差〇．五度～一度，稍大點的則在一度以上。飯後、運動後、洗澡後、大哭後、大量出汗後及天熱、午後體溫較高。相反，上午和睡眠時體溫較低。

由於個體差異，並不是所有孩子的正常體溫均能達到三十七．二度，或每日上下午體溫均有〇．五度至一度的波動。在一些疾病早期，病情較輕時，孩子都有低熱現象，如果這些孩子平時的正常體溫低於三十七度的話，在其患病的早期階段，低熱溫度可能只在三十七．五度左右，對於這種情況則必須予以重視。

學會量體溫

要想知道人體內陽氣的情況，就要學會正確的測體溫方法。測量體溫時，應先將體溫計的水銀柱甩到三十五度以下，再用棉花棒蘸酒精擦拭消毒。現在多數是把體溫計夾在腋下試溫，年齡小或昏迷的小兒可採用肛門測溫。

測腋下溫度時，要先擦去腋窩的汗，再把體溫計有水銀柱的一頭放在腋下夾緊，五分鐘後取出。測肛溫時，先在肛表圓頭塗些油類物質以起潤滑作用，再緩緩插入肛門二公分左右深，三分鐘後取出。肛門測溫時，要用手扶著體溫計，以免小兒弄碎體溫計刺傷肛門。

看體溫計時，應橫持體溫計緩緩轉動，取水平線觀察水銀柱所示溫度刻度。體溫計用後，要用百分之七十五的酒精消毒。

體溫決定生老病死

體溫降低將導致血液的生成減少，這是因為消化、吸收的場所在胃腸，胃腸對食物的消化有兩種方式，一種是通過消化道肌肉的收縮活動將食物磨碎，另一種是消化液中的各種酶對食物中的蛋白質、脂肪和糖類等成分進行化學分解。無論是物理性消化還是化學性消化分解，目的都是將食物分解成小分子物質。小分子物質能通過消化道黏膜進入血液，而大分子物質是不能被吸收的，只能通過糞便排出。如果我們吃進去的食物過涼，使胃的溫度降低，不僅會引起胃腸道的不適，還會使胃腸和血管遇冷收縮，影響食物透過消化道黏膜進入血管。胃腸道血管收縮，又會減少胃腸的血液供應，減弱胃腸的消化蠕動力量及消化液的分泌，從而降低了分解食物的能力。高溫有利於分解食物，而低溫則延長了處理食物的時間。很多人吃了寒涼的食物會拉肚子，就是因為這些不消化的食物無法透過消化道黏膜進入血管，而像水分這樣很容易進入血液的物質也因為胃腸道血管的收縮而不能進入血管，不能被消化吸收，只能排出體外。時間一長，就會造成造血原料的不足，結果自然使血液的生成減少。

另外，體溫降低將直接影響下一代的生長發育。母親身體素質的好壞直接影響孩子的生長發育。母親血寒，就是身體內寒氣較重的母親，在懷孕前就伴有痛經、腰酸、背痛、腿痛、頸肩酸痛現象的，或在懷孕期間貪吃了大量寒涼食物的女士，孩子生下來自然就寒氣重，容易出現黃疸、濕疹、吐奶、腹瀉、感冒、睡眠不好、哮喘、過敏等症狀。母親寒濕重，就會造成血液生成的減少，而血少、血虛的人身體內的熱量就少，抵禦寒濕的能力差，結果是孩子容易生病，而且很多病是伴隨孩子終生的。就如一塊地裡的莊稼苗，一陣大風吹過，那些先天足的粗壯苗只是搖一搖、晃一晃就過去了，而那些先天不足的細弱苗很可能就被吹彎了、吹倒了。

上面的問題使我想到了醫院不孕門診，幾乎天天都是女士爆滿。究其原因，就是因為感寒受冷後，導致宮寒不孕。因為如今的女士們幾乎沒有一個不喜愛冰涼食物的，我常想到她們將來是否會因宮寒不孕而發愁呢？

研究認為，體溫降低可造成動脈硬化。這使我聯想到有一篇中醫報告，其大意是研究發現腎陽虛是導致人體血脂增高的主要因素之一。人吃進去的高脂食物可使人體血液混濁，就像是黃河水一樣，這些河中的沙土，是如何產生的呢？是上游黃土高原的沙土因雨水而帶到河裡的。因此，要想徹底治理黃河的沙土，就要治理上游黃土高原的水土流失。即治土為目的，土在中醫觀點裡歸脾胃，而脾胃功能的動力又來源於腎中之陽氣。也就是說陽氣充足，脾土得治，如黃河水裡沒有了沙土，河水自然就變清了。人體的血脂，就像是血中污濁一樣，要想清理這些廢物與垃圾，不使它在體內存留，只有強化腎中之陽氣，增體溫、壯陽氣，把這些廢物與垃圾燃燒掉。不然的話，這些存在體內的垃圾與廢物，一旦阻滯在身體的某處血管，人們就會患上高血壓、冠心病、腦血栓等。

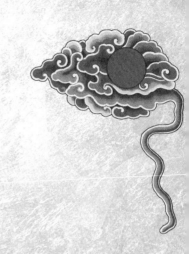

第二章

養生就是養陽氣——陽氣損傷則百病生

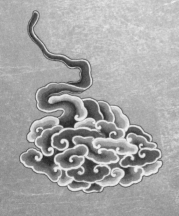

「人活一口氣」，活的就是陽氣

《黃帝內經》中指出：「正氣存內，邪不可干；邪之所湊，其氣必虛。」這句話在說：當一個人正氣旺盛的時候，就不會有任何的病邪侵襲；可當這個人正氣虧虛的時候，就會生出諸多的病症。這個所謂的正氣，就是人體的陽氣。和自然界一樣，如果連續幾天陰雨連綿不斷，可以見到在一些陰暗潮濕的地方苔蘚叢生，而正常的植物卻長勢不佳；一旦陽光明媚，萬物又可呈現出一派欣欣向榮的景象。在人體內部也是這樣，如果體內陽氣不足，體溫過低，一些本來與人體共生存而不致於致病的病菌就會興風作浪，從而導致人體病症發生；一旦人體陽氣充足、體溫升到正常範圍內，則能夠抑制住這些病菌，讓它們與人體共生存，相安無事。所以說，當一個人的陽氣虧虛、體溫降低的時候，就是沒有外來的病菌侵襲，體內自身的正常菌群也可導致病症的發生。正如一句俗語所說：「肉包子都是從裡面壞。」這句話恰恰表明人體陽氣不足、體溫低下的時候，正是諸多病症發生之時機。

有研究認為，百分之八十的現代人陽氣不足。這是因為，人體血液、津液在體內的運行循環，都需要陽氣為之敷布推動運行，同時需要通過陽氣的氣化作用，才能營養全身而產生精神活動和一切的臟腑功能活動。人體正常的體液都需要陽氣來養護推動，體液占人體百分之七十，陽氣不足，最明顯的一個表現就是濕邪過重。可以說，現代人大部分的慢性病或疑難病症都是由陽氣不足引起的體內陰液失調造成的。

經常找我看病的有不少年輕的「老病號」，他們大都患有脂肪肝、高脂血症、高血壓，三天兩頭往醫院跑。他們經常問我一個問題：「為什麼我的病反覆發作，經久不癒呢？」我一般這樣回答：「你之前和現在所生的病，包括將來要生的病，都可以說是陽氣虛弱引發的，因為萬病皆損於一元陽氣。」《黃帝內經．素問》裡說道：「陽者衛外而為固也。」意思就是說，人體抵禦外邪的有力武器，就是陽氣。在中醫裡又叫「衛陽」、「衛氣」。衛就是衛兵、保衛的意思，陽氣好比人體的衛兵，它們分佈在肌膚表層，負責抵禦一切外來之邪，保衛人體的安全。任何人，只要陽氣旺盛，就可以百病不侵。

病從寒中來

有研究表明，「低體溫」是諸多疾病的根源。在現代，有很多因素導致人體體溫降低。例如，運動不足，過度飲用果汁、冰咖啡等冷飲，飲食過量等，可以說，正因為如此，亞健康的人才這麼多，而相應的，各種健康方面的資訊以及健康食品才會如此氾濫。不管是癌症、腦梗塞、心肌梗塞、糖尿病、身體不適、亞健康狀態，還是被稱為「文明病」的肥胖症，抑或是被稱為「心靈感冒」的抑鬱症，所有這些疾病的根源，主要就在於「低體溫」，這些疾病也可稱之為「低體溫病」。這種低體溫病，正是中醫所說的陽氣虧虛之表現。

起床以後二小時內，你的體溫是多少度？有醫生發現，到診所的患者多數都是三十五度左右。有很多人雖然覺得自己身體很健康，但實際上體溫很低，只有三十五度左右。

以前，幾乎沒有人認識到正常體溫下降的可怕之處。事實上，體溫是「免疫之鏡」，是人的生命活動一個重要方面，免疫系統的狀態就是通過體溫直接表現出來的。有資料顯示，體溫每下降一度，抵抗疾病入侵的免疫力就會下降百分之三十。簡潔明瞭地說，體溫下降，癌症及各種疾病的患病率就會增加。冬季感冒的人多，就是因為到了冬天，身體會變冷。身體變冷而引起的各種各樣的異常狀況，也容易促使心肌梗塞、腦梗塞及其他威脅生命的重症頻發。

體溫僅下降〇．五度，人體的生命活動就會顯著減弱。體溫的降低，正是人體內陽氣不足、腎陽虛弱之真正原因。

亞健康的發生與防治

亞健康是指人體介於健康與疾病之間的一種狀態，係無臨床症狀或症狀感覺輕微，但已有潛在病理資訊（現代理化檢查尚不能確認的病症），為健康與疾病間存在的不同程度的過渡狀態。亞健康作為健康與疾病的過渡狀態，若積極治療，防微杜漸，則能有效地截斷其發展。據有關資料統計，處於亞健康狀態的人數占總人口的百分之五十以上。這些人不能充分發揮自己的精力和體力，很容易進一步發展成為各種疾病患者，影響生活品質。

中醫認為，亞健康狀態的本質是先天稟賦不足，先天遺傳；或攝生不慎，失其衡度；或年老體衰，功能日損；或病後失養，化生減少等各種原因導致臟腑功能減退和基礎物質（精氣）生化不足，尤其是陽氣的不足。《黃帝內經》中說：「陽氣者，精則養神，柔則養筋。」意思是說：陽氣在動靜狀態下分別能充養筋脈和元神，神氣旺則精力充沛而安和，筋得養則活動自如而舒展。陽氣的推動、溫煦、防禦、固攝、氣化作用減退是出現亞健康的關鍵因素。陽氣虛弱，推動、溫煦不足，血運遲緩而為瘀，津液失化聚為水濕、痰飲，出現輕度高血壓、輕度高血糖、輕度高血脂等一系列症狀。陽氣防禦作用減弱而易感外邪，邪正交爭無力抗邪外出，推動溫煦作用減退而呈現疲勞、活力減退、反應能力減退、適應能力減退等狀態。

由上可知，亞健康的防治應從溫扶陽氣著手，因溫扶陽氣的實質是恢復臟腑功能，打斷機體陽虛陰聚進一步發展的因果鏈，使之調和於病前。《黃帝內經》中所說的「正氣存內，邪不可干；邪之所湊，其氣必虛」，正是點明了正氣盛衰在發病中的決定作用。正氣（陽氣為主導）充沛，則抗邪力強，不易發病；正氣衰減，陽氣不足，則臟腑功能減退，氣血津液流通不利而停聚，出現氣滯、血瘀、水濕、痰飲等病理產物。這些病理產物若不及時疏利清除，則成為新的致病因素誘發疾病，或此時不慎稍感外邪，則立即內外相合而發病。

亞健康狀態之體應從溫扶陽氣著手調治，使陽氣充足而流通，則氣血津液能通調於五臟六腑、表裡內外、四肢百骸。溫扶陽氣並非簡單的溫散其寒，應該是溫而行其滯，扶而復其用，經脈氣血通暢，則臟腑功能恢復。亞健康狀態之所以尚未步入疾病狀態，多由於臟腑功能減退而暫未受邪或受邪輕微，故鼓舞人身之陽即能恢復臟腑之用。在亞健康狀態中，應看到陽虛不運的病機本質，重視陽氣在「健康—亞健康—疾病」發展過程中的主導作用。溫扶陽氣並非忽視亞健康狀態可能存在的津血不足，而是基於元陽之氣為人身陰陽主宰的考慮。只有生命之火生生不息，人們才會有一個健康的身體。

陽虛則癌症生

目前對癌症病因還不是十分清楚，但在《黃帝內經》中已經指出：「陽化氣，陰成形。」意思是說，凡是體內成形腫塊之物，都是陰氣過盛而陽氣不足所導致的。事實是否如此呢？天津腫瘤專家孫秉嚴先生，根據他對一千例腫瘤患者的分析得出一個結論，就是「不論長江以北還是以南，也不論是沿海還是內地，癌症患者寒型和偏寒型證候即陽虛者占百分之八十」。這就說明，癌症的發生與人體陽氣虧損是有直接關係的，如果人體內的陽氣充足，是足以抑制住異常生長的腫物的。那麼，陽氣虧損又是如何導致腫瘤生成的呢？

中醫認為，五臟六腑、氣血運行之間存在著相互溝通的經脈網絡，我們的五臟六腑每一個器官就像一個儲水池，而經脈與經絡把它們相互聯繫起來就像是上下水道。儲水池是否能正常工作，這完全取決於經脈經絡的水道是否完全通暢。如上或下水道不太通暢，儲存池裡的水液不能及時更新，就會變質，就像夏天臭水溝的水裡冒出泡泡，人就會臉上長痘，身上長瘡、癤子、囊腫，那是在提醒你身體內已經有廢物堵塞。如果你沒有理睬它，經常讓一些易分解的東西流進去，下水道就會被堵上了。如果你還不理睬它，裡面的水就會漫上來，在人體上多生出一塊東西。此時下水道還沒有被徹底堵死，還有內循環，水池內慢慢出來的東西還沒有發生質的改變，這時的腫瘤即為良性腫瘤。久而久之，下水道被徹底堵死了，漫出來的東西就會發生本質的變化，變爛了、臭了，也就是腫物發生了癌變。在完全瘀塞的情況下，如果仍然無視這種現象，這時臭了、爛了的汙物就會漫出水池，污染到其他的地方，也就意味著癌症轉移了、擴散了。

在徹底堵塞的情況下，也就是缺乏氧氣（即陽氣）的條件下，大多數的細胞都是無法再正常活下去的——幸好不是急性缺氧，而是慢性缺氧。在困頓缺氧（缺乏陽氣）的環境中，無法適應的細胞就逐漸死亡，但也有些細胞在不停地尋找「出路」，不甘心就這樣死去，它們努力掙扎，就像科學家達爾文描述的一樣，最後突變成不需要氧氣（陽氣）也能生存的怪物，而且從此反而討厭有氧氣（陽氣）的環境，也不再受身體的控制。這種突變後的細胞，就是令人談之色變的癌細胞。為什麼患癌症的多為中老年人？這是因為中年人陰氣過半，老年之人多是陽氣不足，無法監控或控制一些細胞的突變與變質，導致腫瘤生長。這些科學的解釋，正好也驗證了《黃帝內經》中所說的：「陽化氣，陰成形。」這些成形的變質細胞，正是因為陽氣缺乏所造成的。

最無理的五大日常生活習慣

現在，各種各樣的保健方法，可謂是五花八門，令人眼花撩亂、目不暇接。但針對每一個人來說，是否都能採用呢？對此我們要進行科學分析與選擇，千萬不能盲目進行採用或是選擇。

早晨起床喝涼水

前幾年流行早上起床後先飲用一杯冷開水，目的是稀釋血液，避免血流緩慢。

我有一位老年腎炎病人，在當地治療總是不見好轉，後來求治於我，我認為辨證選方用藥都沒有大的誤差，可為什麼療效總是不能滿意呢？後來我詳細詢問了她的生活方式後，才知道，老人有早上飲用一杯冷開水的習慣。我在這裡給她添三分的陽氣，她在那裡增加七分的寒涼，就算是一個十分高明的醫生，也無計可施。為此，我鄭重地告訴她，我在這裡給你升舉陽氣，你在那裡增添寒涼，這種方法把中藥的熱力都給抵消掉了，再高明的醫生也無法治療好你的病症。

後來，在我的勸說下，她改掉了早上飲用一杯涼白開的習慣，又加上有效的中藥治療，沒有多長時間病情就迅速好轉，身體恢復得讓過去給她看過病的專家都無法相信。同時，困擾她一輩子的過敏體質、身上癤腫不斷、心臟病、高血壓、高脂血症等全都不見了，她覺得這種扶陽氣方法的治療效果真是不可思議。

為什麼老年人早上不能輕易服用冷開水呢？中醫認為，清早是太陽陽氣升發的過程，而我們早上起床活動，也是與日出而作保持一致性。也就是說，早上人們還未進食，陽氣尚有待於補充，而涼性的白開水是向下行的，是會降低人的陽氣上升過程，也就是說妨礙了人體正常陽氣升發的過程。試想，人到老年已是陽氣日薄西山，本來就升氣不足，再降溫助下，那陽氣更加不能順其自然而升，這樣久而久之，人肯定是要生病的。所以說，不是所有的人都適合於早上喝上一杯冷開水的。

不少人為了有一個苗條的身材，往往不吃早餐。其實恰恰相反，人吃早餐就像是給汽車加油一樣，沒有汽油，車就沒有熱功能量，發動機就不能正常運轉；如果不能及時給身體加油，體內就會不斷動用儲存精氣之中的陽氣來補充這些消耗。久而久之，就會造成體內陽氣虧損不復。與此同時，不吃早餐還會帶來以下危害：

1. 對大腦的危害：

雖說腦組織的重量只占人體重的百分之二至百分之三，但腦的血流量每分鐘約為八百毫升，耗氧量每分鐘約為四十五毫升，耗糖量每小時約為五克。特別是青少年的腦組織正處於發育期，血、氧、葡萄糖的需求量比成人還高。如血糖過低，腦意識活動就會出現障礙，長期如此，勢必影響腦的重量和形態發育。而且中醫認為，大腦是「諸陽之會」，也就是大腦這個司令部主要是「陽氣會聚」的地方，腦部的各種功能與活動，就是依靠大腦中陽氣的作用，而不吃早餐不能給大腦及時補充陽氣，就會導致其各種功能活動的下降。

2. 對消化系統的危害：

正常情況下，晚上吃的食物經過六個小時左右就從胃排空進入腸道。第二天若不吃早餐，胃酸及胃內的各種消化酶就會去「消化」胃黏膜層。長此以往，細胞分泌黏液的正常功能就會遭到破壞，很容易造成胃潰瘍及十二指腸潰瘍等消化系統疾病。

3. 反應遲鈍：

早餐是大腦活動的能量之源，如果沒有進食早餐，體內無法供應足夠的血糖以供消耗，便會感到倦怠、疲勞、腦力無法集中、精神不振、反應遲鈍。大腦內得不到陽氣供應，各種運動與反應都會遲緩，因陽主動，只有陽氣充足，才會有各種靈敏反應。

4. 慢性病可能「上」身：

不吃早餐，饑腸轆轆地開始一天的工作，身體為了取得動力，會動用甲狀腺、副甲狀腺、腦下垂體之類的腺體去燃燒組織，除了造成腺體亢進之外，更會使得體質變壞，患上慢性病。這種用腎中之精氣補充陽氣的做法，久而久之就導致人體正氣不足而百病纏身。

5. 便秘「出籠」：

在三餐定時情況下，人體內會自然產生胃結腸反射現象，簡單說就是促進排便。若不吃早餐成習慣，長期可能造成胃結腸反射作用失調，於是產生便秘。

經過漫漫的長夜，人體內儲存的葡萄糖已被消耗殆盡，這時急需補充能量與營養，這些能量與營養就是我們身體內陽氣的來源。

過食冰鎮飲料

過食生冷不僅直接把寒涼之邪氣引入腹中，而且生冷傷脾胃。冰箱給我們帶來了享受，雪糕、優酪乳、冰鎮飲料、冰鎮水果、涼茶，所有讓你從內而外涼快的東西，也讓我們增加了古人沒有的從內受寒機會。冬天喝冷飲，則更是雪上加霜。

冷飲損傷的是我們的脾胃，脾胃主控著身體對營養的吸收。就像糧草對於一支軍隊（對應體內的陽氣、正氣）的重要性，沒有糧草供應，軍隊哪裡能抵抗外敵（病邪）。脾胃受冷，表現為脾胃虛弱，消化和食欲差，或者是胃強脾弱，食欲雖好，但不長肉，身體不能吸收到食物中的營養，從大便可以看到未消化的食物。在中醫來說，保脾胃是很重要的一件事情。同時中醫還認為，脾胃功能的升降納運，是要在陽氣的主導下才能完成的，而冷飲則降低了脾胃的溫度，從而使脾胃功能無法正常升降與運轉，久而久之則造成因胃寒而諸病叢生。

過食生冷不僅僅是造成脾胃虛寒、胃陽虧損的一個重要誘因，還因為陽虛陰盛，寒從中生，逐漸形成寒凝氣滯，而陰寒之氣內盛，則水濕不化，久而久之就會出現腹脹、納呆、胃痛喜按、大便次數增多、渾身困重，或周身浮腫、小便不利等症狀。因此，脾胃虛寒之體，特別是中老年人，不宜大量進食冷飲，尤其是性大寒的冰鎮西瓜、飲料等，否則會引起胃內寒氣過重，一是影響腸胃功能，輕者導致腹瀉、腹痛等，二則出現腎陽損耗，出現雞鳴瀉（清早天亮就起來拉肚子）、怕冷等病症。所以說，夏季寒濕更易傷人，天熱喝冷飲並非是人人都適宜的。

過度食冷飲，特別是一年四季都喝，就會降低人體的溫度，大量消耗人體內的陽氣，引起腎中真陽的不足，腎中陽氣虧虛，會使人的免疫功能下降，還會導致諸多疾病發生。如不少兒童經常鬧胃疼，以及一些女性朋友患有月經不調、痛經、白帶增多等婦科病，多數與喝冷飲都有直接的關係。老年人由於本身的陽氣就處於低下的狀態，所以冰凍食物一定不能吃，因這些冰凍食物直接進腹，就等於我們自己把冰塊直接放到了肚子裡面，而融化這些冰塊需要消耗大量人體的陽氣，同時引起體溫下降，長此以往將大量消耗人體腎中真陽，真陽虧損，不僅會加速衰老，還會引起血管硬化並導致諸多疾病的發生。

運動過度

常言道「流水不腐，戶樞不蠹」，生命在於運動，但是運動一定要適度，並且最好能夠「量身訂作」，因人而行。因為適度的運動可以提升陽氣的升發與舒展，但過度的升發動用陽氣，久而久之則有過度損耗陽氣之弊端，嚴重者還會危及人的生命與健康。

康復醫學專家指出，一個人一生的心跳有限數，而過量運動會造成心跳透支，造成人的預期壽命縮短。心跳總數是由遺傳因素和後天的飲食習慣、生活習性共同決定的。如果人為地過量運動，人的心跳會提前透支，壽命縮短。雖然很多人以為運動既能減肥又有助於長壽，但我們不妨去看看那些過量運動的人，如運動場上的運動員，他們雖然體魄強壯，但運動生涯之後多會造成身體傷痕累累，長壽者也是寥寥無幾。這說明，人體的陽氣也是有一定限度的，就像是一盆燈油，如果大火很快就燃完了，而小火苗可能燃燒很長的時間，這種道理再簡單不過了。

運動過量的另一傷害是關節磨損，關節一旦被破壞就很難復原，尤其中老年人的器官自行修補能力較低，年歲越高，關節磨損退化的程度越大，故適量運動是非常重要的。運動多少才算不過量，就要看目前自己的身體狀況，運動時身體不感覺難受的運動量就是適量。運動量可逐漸增加，可選定一個自己喜歡的運動方式穩定運動量，作為運動習慣的一部分，這個穩定的運動量也可視身體狀況而做調整。

所以平時的運動量不要太大，特別是中老年人，一定要適可而止！

快速減肥

現代非常流行減肥，但一定要慎重，特別是對於快速減肥法。這是為什麼呢？

國內一些專家指出，減肥藥可能透支心跳，就是用藥物使心臟的跳動加快些。也就是說，一個人的生命之火原來可能燃燒得非常平衡，但卻把這火苗突然弄大，使其快速消耗縮短了人生的壽命。一些常用的減肥藥，常含有如甲狀腺激素、β_3-腎上腺素促進劑等，這些成分均有可能產生透支心跳的副作用。這類藥能提高人體的熱能消耗，增強代謝，服用後讓人產生類似運動的生理反應而發揮減肥作用。使用這類藥後，也會產生和運動過度相似的副作用，如心跳加速、睡不著覺、容易激動等。這就是體能透支打破人的內在平衡，同樣不利於長壽。

同時，由於甲狀腺激素對心肌功能會產生影響，而肥胖者往往伴有冠心病，因此濫用大劑量甲狀腺激素減肥，還會增加肥胖病人發生心血管意外的機率。

小水果，大學問

以前吃水果，一定得在這種水果生長成熟的季節裡，可現在一年四季都有水果吃，過度食用非當季的水果，有時會給身體健康帶來諸多不利的影響。

吃水果也能吃出病

堅持運動，多吃水果、蔬菜，是我們隨處都可以聽到或看到的養生保健的方法與建議。很多女性朋友，為了健康與苗條就以吃水果為主，甚至不吃飯只吃水果，結果是身體並不怎麼好。這是為什麼呢？

原來，「多吃水果有益健康」的說法來自西方，這主要是針對西方人的生活狀況而言的。西方人每天要吃大量的肉類、蛋類食品，攝入的五穀根莖類食物、蔬菜、水果相對要少一些，為了達到膳食結構的平衡，補充必要的維生素和植物纖維，所以他們就主張或是提倡必須多吃水果或蔬菜，來維持身體的健康。

中國人就不一樣了，我們吃了很多的五穀根莖類食物與蔬菜，所以水果可適當少吃一點，脾胃陽虛的人更須慎重。《黃帝內經》中說五果為助，當蔬菜和主食吃得少的時候，就要吃一些水果來助一助，如果飲食已經比較平衡，就不需要水果來助了。特別是體虛陽虧之人，多寒濕邪盛，水果反倒成了損陽敗胃之品了，要適可而止，不能因過度吃水果而導致體溫下降，夏天吃點性熱的如桃類等，少吃西瓜之類寒性大的水果。

吃水果一定要有選擇性。特別是一些女性朋友，一到饑餓的時候，不是吃飯而是用水果來代替飯食，這樣雖然是減肥了，但大大地消耗了體內的陽氣，同時使腎中真陽虧損過耗而不能及時修補，體溫下降而招致一系列的病症發生。嚴重者冬天怕冷、易感冒、被窩暖不熱、四肢冰涼等，影響到了正常生活與工作。

所以說，一部分人總是認為西方發達國家的觀念都要引進與學習，其實這大可不必。為什麼呢？據有關醫學研究表明，西方人的腸子與中國人的腸子相比，粗壯有力，適用於消化肉食之品，而中國人的腸子細弱而柔軟，適用於消化植物類食品。這就說明要因地因時因人制宜，即中醫上常說的「三因制宜」，不要總是認為外國的月亮是圓的。像這樣多吃水果的方法，對於中國人來說就應該慎重考慮與選擇。

非當季水果危害多

冬季或春季，我們在市面上看到過去只有在夏秋季節才能見到的水果，這就是非當季水果，但常會出現一些怪異的現象，例如市面上出售的一些外觀黃亮、個頭又大的香蕉，吃起來卻是生的，碩大的草莓吃起來卻沒有草莓味。這是為什麼呢？

非當季水果原本是指在溫室裡利用高科技手段栽培出來的品種。非當季水果並不是靠使用激素才生長，主要是通過大棚設施、提高室溫等手段改變生長環境，從而讓植物的成熟季節提前。但是，為了便於水果的貯藏和運輸，果農把接近成熟的水果提前採摘下來，銷售前再用催熟劑將它們催熟。

我們知道，水果在自然成熟的過程中，香蕉、柿子、蘋果、奇異果一類水果本身就會釋放出少量的乙烯來使果實成熟，但如果是用人工催熟的方法，所使用的乙烯必須是微量的，如果使用大量的乙烯把未熟的青果催熟，食用後不但對人體沒有任何益處，反而會對人體產生有害影響。但是由於使用催熟劑的水果都可以提前上市賣個好價，所以導致目前市面上催熟的非當季水果在增多。

此外，植物生長調節劑在蔬菜和水果等種植業中應用較多，一株果樹從幼苗到成熟最多可以使用十幾種激素。這些激素可以促進果實發育、生長和成熟，同時還具有增加果實產量的作用。只要方法適當，劑量適度，這些激素是不會對人體的健康造成危害的，但以下的一些現象需警惕。

一些草莓中間有空心，形狀不規則又碩大，一般是激素過量所致。草莓用了催熟劑或其他激素類藥後生長期變短，顏色也鮮豔了，但果味卻變淡了。有的果農為了讓香蕉表皮變得嫩黃好看，用二氧化硫（對人體有害）來催熟，果肉吃上去很生硬，絲毫沒有甜味。一些西瓜的表皮條紋不均勻，切開後瓜瓤特別鮮豔，可瓜子卻是白色的，吃完嘴裡有異味。

更有甚者，將沒有成熟的青葡萄放入稀釋的催熟劑溶液中浸濕，過一兩天青葡萄就變成「熟透」了的紫葡萄。這種浸泡法目前是唯利是圖的商販和某些果農最常用的手法。用催熟劑催熟的水果，表面的顏色可以發生變化，但水果的內在品質並沒有改變，達不到水果應有的豐富營養，而且含糖量低，吃起來沒有水果味，果汁水分也較少。

那麼激素水果對人體會產生什麼樣的影響呢？很多「整容」水果中含有過量的激素，吃後會使女童性早熟，男性性特徵不明顯，婦女更年期紊亂。近年來兒童性早熟現象突出，患兒就診比例越來越高。女孩子的乳房變大、月經提早等特徵就是性早熟的跡象，這與攝入激素類食物有密切的關係。

因此，我們選擇水果最好的辦法是吃當季水果，特別是陽虛體質的人一定要選用具有溫性或是平性的水果。在食用的時候還要防止過量，或者是用加溫的方法使其增熱，以減少其寒涼之性，這樣食用起來就更安全且有益健康。

涼茶並非人人能喝

夏天清熱下火之理，已經是婦孺皆知了。好多人誤將中藥和涼茶等同了，特別是南方，家家戶戶都會煲涼茶。君不見街上的涼茶鋪都是連鎖經營，遍地開花。究竟涼茶是否人人都能喝呢？我們來聽聽火神派名家吳榮祖教授受訪時的解釋吧！

晶報記者：現在已進入炎熱的夏天，生活在廣東地區的人都會擔心上火而經常喝涼茶，不過，中醫火神派的理論卻不主張人人喝涼茶，這是為什麼？

吳榮祖教授：涼茶畢竟是有藥物治療作用的，主要成分有菊花、金銀花等，涼茶以清熱為主，同時伴解毒的作用，如果身體裡面有熱，或因熱產生的毒，或夏季的氣候炎熱，人們排汗多，有些人容易出現身體津液的丟失，這個時候，喝涼茶是最合適的。

中醫強調因人而異，強調辨證思維，這種傳統思維受到西方基因藥學研究的支持，不同的人對同種藥物的敏感性有著明顯的差異，例如青黴素，只要是鏈球菌感染都有效，但是為什麼現在運用青黴素的過程中會出現過敏反應，甚至死人，就是這個原因。

晶報記者：這樣說來涼茶並非人人適合，什麼樣的人適合喝涼茶？

吳榮祖教授：如果是虛寒的體質，喝涼茶就會敗脾胃，飲食減退，小便增多，大便偏稀。中醫有話：穀肉果菜，十樣盡吃，無使過之，無傷其正。最平常的大米飯吃多也會得病，何況一個有藥物治療作用的涼茶。現在涼茶的市場效益比較好，但是並非人人都適合喝涼茶，有些人喝了涼茶不舒服，不斷找醫生。

晶報記者：現在普通老百姓很難分辨寒熱，請您說說分辨的知識。

吳榮祖教授：一般說熱性體質口容易乾燥，容易出現口臭，大便乾燥，小便黃，吃有營養的東西後容易長眼屎，平時感冒多鼻涕黃、痰黃。

如果是另外一種體質（寒性），多畏寒肢冷，尤其是冬天秋天，四肢是冷的，受不了涼，稍微吃點涼性食物就受不了，例如，人家吃冰淇淋，他吃下去就不好受，喝冰凍飲料肚子咕咕叫，腸胃不好，這些就是體質虛寒的表現。

體質虛寒的人就不能喝涼茶，所以要有判斷寒熱的基本常識，以為一種藥物什麼病人都能治，這是錯誤的，例如六味地黃丸，糖尿病、高血壓都治，就是錯誤的。SARS 導致的濫用板藍根現象，也是絕對錯誤的。寒病現在占多數。

晶報記者：您祖父吳佩衡先生以用附子而聞名，可是我們知道，附子本身是有毒的，這是否也是中醫的辨證思維？

吳榮祖教授：對，附子就像電，雷電從前能殺人，若你能夠馴服它，就可以造福於人類。附子治療寒病療效很好，但不能用於熱性體質，熱性體質用附子相當於火上澆油。辨證是中醫的核心，是中醫生存的要素。附子確實療效好，陽是根、是命，沒有太陽，恐龍都要滅絕。不是中醫才開始講扶陽，人類最早就有對太陽的崇拜，從石器時期就開始了。

晶報記者：從您的臨床經驗來看，是寒病多還是熱病多？

吳榮祖教授：我在法國看病，本來以為洋人基因跟我們不一樣，會不會熱病多。結果五十六人當中，有百分之六十五．四都得用附子，還是寒的多。現代醫學把急性傳染病控制住了，所以熱病少了，更多的是非傳染性的慢性病。另外，疾病的早期干預也導致寒病增多。一個人感冒了，肯定先吃方便的藥，如銀翹解毒片、板藍根，沒效果了，就去醫院打針，最後都不行了才找中醫。來看中醫時一般都經過了曲折的前期干預，熱證早好了。

晶報記者：每個家庭都有個小藥箱，流行的那些中成藥是否以寒藥為主？

吳榮祖教授：對。中成藥百分之九十九都是寒藥，西藥更是如此，都是從消炎開始。例如青黴素，現在氾濫開了。它是亞歷山大．弗萊明在實驗中偶然發現的。這種黴菌，產生於潮濕的地方，青色，本身是寒的，故這是一個清熱解毒的藥，之所以能在二戰中產生很大的作用，是因為士兵都是年輕人，激烈的外傷導致感染，大部分都是熱證。青黴素是劃時代的藥，但它用來治療寒證效果不好。

晶報記者：很多中藥如附子都有毒，這對中醫藥的傳播是否有障礙？

吳榮祖教授：西方醫學對所謂有毒的藥都淘汰了。而對中醫來說，由於是自然藥源，就組合配伍。毒也是一個辯證的東西，為什麼說以毒攻毒，砒霜就可以治病，這點西方也承認的。兩種醫學的文化特點不一樣，美國食品藥物管理局也說，中藥的標準應該你們來定。中藥的標準應該我們自己來把握，關鍵是療效和安全，吃了會怎樣。我的學生周思就是一名洋中醫，我們說中醫好不如他們說。

現代人幾乎都有的空調病

夏天，氣候炎熱，人的毛孔常常都是處於開放出汗的狀態，外在的寒邪最容易從表面的肌膚入侵。人們常常是從三十多度的室外環境進入到室內（空調大多數在二十多度），溫差至少在五度以上。現代所謂的空調病，其實是外感風寒了。人體早已經在適應自然的過程中，有了一套適應四季溫度變化的本能。毛孔的收斂開放，也是根據季節的變化而變化。現在以人為方式調控了溫度，使身體毛孔的開合混亂了，忽冷忽熱，就像氣候反常的年份，生病的人會增加一樣，空調的普及，也使患病的人增加了。到底空調病能給我們的身體帶來多大的危害呢？讓我們來聽聽火神派大家李可老中醫的解釋吧！

在深圳市民文化大講堂上，李可老中醫專門講述了南方人易患的空調病。

李可老中醫多次來到南方，看過的病人大概有上千個了。一個很特殊的現象引起了他的注意，如果從中醫的六淫風、寒、暑、濕、燥、火來分類，那麼他所看的病人陽虛寒濕證的十之有八九，而陰虛火熱證的百不見一二。南方氣候特別熱，一般來講，有夏無冬，這麼酷熱的氣候，人們竟然沒有一個得火證、熱證，或者陰虛證，這個事情讓他非常驚詫，不理解。

所以從二〇〇〇年開始，李可老中醫就注意觀察南方朋友們的生活習慣，並開始尋找（這些病症）根源。他觀察發現：第一個問題就是大家普遍都使用空調。空調是現代發明，若說它的利和弊，李可老從中醫的角度看弊多於利，因為它造成了很多人為的空調病。空調病有以下幾種表現。

一個是人造冷氣，外邊熱得不得了，一旦回到家裡就跟進了冰穴一樣，這麼一冷一熱，每天經過好多次，這個人造的寒邪比那個自然界的寒邪還要厲害。由此看來，空調的發明首先打破了自然界的生活平衡，破壞了幾千年來正常氣候下人們生活的習性與環境。空調使陰寒之氣頻頻進入體內。比如今天外邊是一團火，然後人進入有空調的環境，馬上就發冷，感覺穿一件衣服都不夠用。就這樣反覆的把寒氣一層一層地壓在體內，從而造成很多病。比如說頭痛、慢性鼻炎、陰暑證。所謂陰暑證，就是暑天受寒得的一種病，它和暑熱證不一樣，雖是暑天得的，但實際上是一種陰寒證。再有一種，就是常年難癒的感冒、青年婦女的痛經、產後病，嬰兒在空調的環境下長大則最容易得氣喘病。這是李可老中醫近幾年在南方地區發現的，這幾乎是一個普遍規律，各地都有這種患空調病的病人。

再有一種就是無緣無故瀉肚，吃了東西後吹空調冷氣不久就吐瀉。還有一種情況是高熱不退，這個高熱不退應該說是一種好事，因為寒氣進入人體以後，人體的陽氣就要起來抗爭，這樣的話就發熱。我們發熱的時候，常常吃西瓜、吃冰塊，用大量的抗生素，把表面上的熱消下去，實際上進入人體內的寒氣（邪）並沒有出來。它是從外面（體表）進來的，你讓它從來路（體表）透發出去，這個病就好了。另外一種更普遍，身體虛弱的人出現全身肌肉關節疼痛，而且這種疼痛帶有一種抽搐的性質，這個就是中醫所講的「寒主收引」。感受到寒邪以後，陽氣一時抵抗不了，它就收縮。

空調造成的病主要有上述這些。為什麼南方人幾乎沒有一個熱證，而大部分是陰證、寒證、濕證呢？吹空調是一個主要原因。

第二個原因就是生活不規律、生活節奏快。大城市中生活的人，起居不規律，如睡得非常晚，或者是過夜生活，淩晨兩點鐘都不睡覺。人和自然界應該是儘量保持同一步調，太陽落山以後，在十點鐘以前就應該入睡，這個是上海陳玉琴老師經常講的，那個時間正是人們膽經開始造血、清除體內垃圾的時間。如果這個時候不能入睡，那麼身體的功能就發揮不好，人體的生理時鐘會被改變，被破壞。再加上由於天氣熱，特別喜歡吃生冷的東西，如冰水、冰塊、冰凍的果汁等等，或者熱的時候沖一個冷水澡，或者在睡覺的時候空調開得很大，睡著以後就易受寒。

受寒的後果是什麼呢？首先在還沒有感覺到自己有病時，臉色一般是蒼白灰暗的，不是非常紅潤。我們在各個機關、團體，特別是在飯店，看到工作人員長期在空調環境下生活工作，臉色就非常不好看。這是處於一種亞健康狀態，但是並沒有發病。第二種是人的抵抗力下降，怕風、怕冷，特別容易感冒，或者食欲不好，或者拉肚子，這個就是陽氣損傷非常嚴重的後果。再有就是女性的月經病、產後病，老人的心肺病，這些都和使用空調有一定的關係。

李可老中醫曾經參與過西醫ＩＣＵ急危症重病人的搶救，當進到ＩＣＵ病房以後，他都冷得受不了，那個心衰、肺衰，或者是腎衰的病人，應該是最怕冷的，所以在這樣的環境下病人很不容易被救活。有些人建議最好把空調調到二十六度以上，同時加上有效的治療方法，才可能事半功倍。

春夏當養陽氣

李可老中醫就夏季養陽氣的問題，進行了詳細的分析。在《黃帝內經》的養生法裡有「春夏養陽」的說法，這是古人幾千年實踐所得出來的一個非常正確的結論。我們中醫講究「治未病」，「治未病」並不是說去治那個沒有病的人，而是在未發病以前要找出隱患，有病的話馬上就要治。這個「春夏養陽」的養生方法，對於避免很多疾病是有效的。就前面提出的一大堆空調病問題，就可以說明「春夏養陽」的重要性。自然界的規律是春溫夏熱，秋涼冬寒，所有的動植物都要遵循這個規律。那麼冬天的陽氣，積蓄了大量的能量準備到來年春天，開春的時候，陽氣慢慢昇華，這個時候冬眠的動物也醒來了，一些植物開始慢慢生長、萌芽、發育，這是一個階段。然後到夏天，陽氣進一步生發，人和動物的生命，都是在這樣一種情況下生長、發展。這兩個階段，耗費的陽氣最多。

所以為什麼古人提出來，在春天陽氣生發的時候，夏天氣候特別熱的時候，都特別要強調養陽了，就是因為陽氣消耗特別大。這個時候要不斷地補充保護，不要傷害陽氣。而傷害陽氣最嚴重的就是我們吹空調、吃冷的食物、沖冷水澡，所以「春夏養陽」主要是針對這種情況提出來。其實陽氣這個東西，不僅是春夏要養，一年四季任何時候都不能傷害。

重視陽氣就能把握健康

說到陰陽的關係，我們一般都認為，陰陽要平衡。這個觀念不完全對，為什麼呢？從《黃帝內經》、《易經》開始，就特別強調：人的陽氣乃是生命的根基。人體所有器官，你所吃進去的食物，各種營養成分，這些東西都是屬於陰的。陽氣是居於統帥地位的，是一個主導，所以陰的東西都是在陽的統帥下，陰陽平和。這個陰陽平和是指以陽氣為主導下的陰陽平和，《黃帝內經》有「陰平陽秘，精神乃治」，「凡陰陽之要，陽密乃固」，也就是說，當你的陽氣處在一個固密狀態下的時候，才能達到陰平陽祕。

我們舉一個例子，看陰陽盛衰在人的各個生命階段表現：小孩時候，當然是陽氣旺盛，生長發育到成年以後陰陽平衡，就處在一種健康的狀態。但是，到老年，無緣無故流鼻涕、流口水、流眼淚，或者是小便禁不住，尿頻，這些都是因為老年以後，陽氣衰弱失去統帥作用，易出現危險疾病，特別是像一些冠心病、風濕性心臟病、肺心病，或者併發急性心臟衰竭時，只有一個辦法，那就是救陽，陽氣救回來了，這個人就活過來了。這就像水龍頭的開關一樣，閥門、螺絲逐漸變鬆，要把它擰好，對老人來說方法就是補充陽氣，保護陽氣。我們在這個時候，也要特別看準一點，就是他雖然病得非常厲害，只要有一絲陽氣不散，這個人就可以救。所以只要緊緊抓住扶陽這個主題，就會有成功的希望。

中醫有一句話俗語叫「氣為血帥」。氣和血的關係是什麼？李可先生認為氣為至導，這個血能不能夠在血管裡面運行暢通、流動、運轉，把陰陽輸出到五臟的各個部位，就需要有一個氣推動它、領導它。氣要是弱就會出血，比如說牙齦出血，治這個病怎麼辦？就是補氣。如當歸補血湯只有兩樣藥：黃耆與當歸，補血的當歸是補氣的黃耆的一半。補血為什麼要重用黃耆呢？因為「已亡之血難以驟生，未亡之氣所當急固」，在這個情況下，要趕快恢復陽氣的統帥作用，很快就可以完全止住血了，所以陰和陽的關係就是氣和血的關係。

愛美不怕流鼻水——美女易得三種病

一年四季，不管是春夏還是秋冬，越來越多的愛美女士喜歡穿短袖上衣，一襲短裙。一些專為她們創造的詞語也應運而生：美麗「凍人」、愛美不怕流鼻水……不過私底下，年輕女士們也多少有些擔憂，穿得少到底會不會凍出病？早晚會得病是肯定的，這是因為人體要動用體內大量的陽氣來保持溫度，久而久之，當腎中陽氣不足的時候，就會出現一系列的疾病：

1. 寒冷性脂層炎：

氣溫在十六度以上時，穿裙子不會對身體有害。若寒冷的空氣刺激皮膚，致使表皮血流不暢，脆弱的脂肪細胞也會因寒冷而變性。這樣，保暖不好但脂肪較厚的大腿等部位，就容易出現杏核大小的單個或多個硬塊，表皮呈紫紅色，觸摸較硬，還伴有輕度的痛和癢，嚴重者還可引起潰破，這就是寒冷性脂層炎。因為這種皮膚病症好發於愛穿裙裝的女性，人們又稱之為「裙裝病」。

2. 風濕性膝關節炎：

民間所說的「秋凍」（按：指初秋轉寒時不急於加衣，以使身體適應寒涼的養生法）是一種頗為科學的養生方法，但「秋凍」也是有限度的。一般來說，在氣溫很低時，必須按照應季的養生規則來做。某些風濕性膝關節炎，其實也是一種「裙裝病」。女性在陰冷、潮濕的天氣著裙裝，暴露在裙裝外面的下肢，就會因風寒的襲擊而出現發涼麻木、酸痛不適等症狀，尤其是膝關節處，因皮下脂肪組織少，缺乏保護，更容易受到寒冷的侵襲，久而久之，會引起慢性風濕性關節炎。

3. 骨科舊傷復發：

由於天氣轉涼會使腰肌勞損、韌帶損傷、關節炎、外傷等骨科疾病的症狀加重，原本並不明顯的痛症會一下子暴露出來。一些人已患關節疾病，但無明顯症狀。在天冷的時候如果穿得非常少，容易出現關節疼痛、紅腫等症狀。

做到以下幾點，可以控制病情。一是保暖，尤其是關節炎患者，對患病部位加以保護，比如使用護膝等防護用品；二是多洗熱水澡或用熱水燙腳，以改善四肢的血液循環；三是適當鍛煉。如出現關節、腰腿疼的症狀，最好及時診治，防止病情進一步惡化。

◎女人更應保暖祛寒

其實女人天生應該比男人怕冷，因為在同一氣溫下，女人實際感受到的溫度要比男人感受到的低一些，首要原因是男人身上的肌肉多、脂肪少，而女人身上的肌肉少、脂肪多。肌肉在使碳水化合物和脂肪氧化的過程中，能消耗掉大量的熱量，散發出大量的熱能。其次，從生理角度看，對於冷，女人比男人敏感，這是因為女人皮膚裡的「感測器」比男人身上的靈敏，會更快地把「冷」的資訊傳遞到大腦。大腦接受到「冷」這個資訊之後，立即下令新陳代謝系統加速工作，接著命令血液循環系統退守到第二道防線，即從皮膚、四肢退守到軀幹。這就是氣溫低時，女人更易感到手腳冰涼的主要原因。

導致女人比男人怕冷還有另外兩個因素。一是女性的體溫會受雌激素水準的影響，因為雌激素能夠擴張血管。女性在月經週期開始時，雌激素水準很高，血管擴張，血液循環隨之擴散到全身皮膚中血管末梢，這時身上就比較溫暖。反之，當雌激素水準下降時，血管收縮，血液循環系統也退守到軀幹，四肢就會感到冷冰冰的。二是女性的體溫還會受飲食的影響，許多女性為了保持苗條的體形過分節食，這樣，從食物裡攝取到的熱量與男性相比就少了很多。

其實中醫早就認為，女性屬陰，陰就是相對男性來講。陰血為主的身體，體內的陽氣就不是十分旺盛，但這也不是絕對的，而是相對的。

缺少睡眠的人生註定是失敗的

曾經有一則報導，調查發現中國人總體健康狀況不佳。這個調查是從學生中進行調查的，發現有百分之六十以上都處於亞健康狀態。調查的對象是要參加大學入學考試的中學生。十八九歲的青少年，應該身體很健康，那麼又是什麼原因導致了這些人的體質下降呢？

睡眠不足導致體質下降

現在普遍反映學生睡眠不足，這是什麼原因呢？就是教育體制惹的禍！因為現在可以說沒有哪一個學生能夠早睡，尤其到了畢業班，哪個學生能夠早睡覺？每天的作業總是做不完。他們還是青少年，青少年時期是陽氣旺盛的時候，但是陽氣在什麼時候能夠生長出來呢？就是在夜晚，熬夜看起來是耗陰，其實真正的是夜晚陽不能歸陰，與陰交會，為第二天的陽氣積聚更多的力量，故此是在一點點地消耗著他的陽氣。

青少年的陽氣生長不足，造成了學生體質的下降。過去讀小學的時候，不僅作業不多，而且也沒有早晚自習什麼的。現在不行了，沒有四五個小時誰也休想做完作業。所以從健康的角度來講，可以說是從根上把青少年的體質毀了。這樣就算考取了清華、北大，又有什麼用呢？因為身體是革命的本錢，連這個最基本的本錢都沒有了保障，最後可能什麼也做不了。

熬夜最傷陽氣

現在很多人的作息時間不規律，這也會損傷我們機體的陽氣。中醫很講究「天人合一」，所謂天人合一，就是物隨陽而入，我們人也應該這樣，隨陽而入、隨陽而出。這一點，古人是怎麼做的呢？古人就是日出而作，日落而息，這就叫因時之序，或者叫因天之序，我們人體同樣也要這樣運行。但是現代人很難做到，有工作、學習的原因，社交活動的原因等，所以很多人晚上十二點、淩晨一點睡覺，這是很平常的。

一日非時非序，會出現什麼情況呢？這就會出現陽氣的損傷，因為我們人體的陽氣在這一個階段要歸根。歸根的目的是什麼呢？陽氣歸根的目的就是水火在這個時候要交濟了，天地在這個時候要相濟了。在這個時候如果你還不入睡，尤其是子時，所謂子時，也就相當於我們現在的夜裡十一點到次日淩晨一點，中醫認為子時是陽氣開始升的時候。所以中醫講子時陽生，陽氣在這個時候沒有去回歸，陰陽兩者就不能夠相交，陰陽沒有交媾，就無法化生精氣。為什麼陽要歸根呢？這是因為我們人體下屬陰，上屬陽，陽要到陰位上來，這才能夠使陰陽兩者交通。這是它的目的，使陰陽兩者交媾，天地交泰，這才會有萬物的生長，才能生生不息。

就我們人體來講，五臟六腑要得到精氣神的滋養，就必須有這種陰陽交媾。實際上我們人體要生生不息，持續地發展，就必須遵循這種天地的規律。特別是冬天，冬天就更要藏了。春生夏長，秋收冬藏，藏什麼呢？藏精，藏精氣神的精。所以既然要藏，就要求我們要早睡，不要過量地運動。

晚上是補充陽氣的最好時間

中醫認為，睡眠不足最容易造成陽氣受損。為什麼夜晚人們不休息呢？這也是有賴於電燈和發電機的發明。古人都是順應太陽的出入而作息，日出而作，日落而息，此乃天人合一。現在我們不畏懼黑暗了，因為電燈使夜晚也可以像白天那樣明亮，讓我們每天有更多的時間加班、娛樂、寒窗苦讀。此乃我們自以為的「人定勝天」，但逆天而行，只會導致陽氣的衰弱。

為什麼夜晚不能好好休息會傷及人的陽氣呢？這是因為中醫認為應「天人合一」，而天人合一就是物隨陽而出入，人也是應該如此。古人認為人的生理狀態、生命狀態，也是日出而作，日落而息。夜晚十一點或十二點，人體的陽氣在這個時候要歸根了，在這個時候你不睡，尤其是子時（夜晚十一時到次日凌晨一時之間），陽氣沒有辦法回歸，那陰陽真的就像牛郎和織女，望穿秋水盼郎歸，而郎總是不歸。陰陽沒有交媾，怎麼化生精氣？只有陰陽交通了，才有天地交泰，才有萬物化生，才會生生不息，這個就叫做易，所以夜晚我們要好好保養陽氣。

痰濕重是胖子的通病

據年長的老人們講述，早在二十世紀五六〇年代，瘦弱之人較多，很少看到大腹便便的肥胖之人。可現在你站在路口，看看過往的行人，會發現十個人中至少有一或二個胖子。很多人認為胖是福（富）態、是健康的標誌，從醫學的角度來看待這個問題則恰恰相反，肥胖之人不僅身體不健康，而且高血壓、冠心病、糖尿病等一系列富貴病也接踵而至。

陽虛才會肥胖

中醫認為胖人是虛胖，不信你看看，雖然是胖呼呼的，看著挺健康沒病，可是爬山、上樓、走路，動一動就氣喘吁吁，下蹲彎腰都成了問題，而且越胖的人越怕冷。所以，火神派名家李可老中醫認為，胖子也是虛，而且是十個胖子九個虛，這些人胖是因為體內多餘的垃圾與廢物積聚在身，這些東西就是中醫上常說的濕滯。陽虛則為濕困。李可老中醫曾經治療過一個女孩子。這個女孩子因父母都有工作，無人照料她，在她十歲那年，當大人上班之時，就把她鎖在家裡，冰箱裡準備了食物、飲料，孩子渴了就喝可樂、運動飲料，一個月喝了十幾箱，體重增加了八公斤。不久，一個瘦弱的小女孩變成了一個小胖妹。數年之後，找李可老中醫看病之時，不僅月經來得早，經期也不正常，而且畏風怕冷特別明顯。李可老中醫確診她是陽虛而導致的寒濕凝滯。經過應用以附子為主、溫陽化濕的中藥治療一個多月，體重減輕二十二公斤。因此，李可老中醫認為，一切肥胖皆是寒濕瘀濁堆積而成，只要陽光一照，陰霾盡消！

變胖的原因在於脾的功能差

胖人一般都是痰濕在堆積。我們留意會看到，胖有很多形態，但都有一個共同的標誌——就是胖在小腹上。為什麼胖人總是胖在腹部呢？據調查研究表明，這些人多是脾氣運化功能衰弱，從而導致體內的營養物質變成了垃圾與廢物堆積在那裡。可為什麼不堆積在其他的地方呢？中醫認為脾主運化，因為肥胖之人不能正常地將多餘的或及時將體內的津液，有效轉運到該去的地方，這叫做「津液不歸正化」。也就是說，你通過飲食所得的營養物質，正常轉化的時候可以變成津液，可是當你脾氣運化功能不強時，不能正常轉化，那就變成了濕、瘀、痰在體內堆積。而痰濕在體內過多堆積的一個重要表現就是大腹便便，反映了脾胃陽氣的虧虛。這是因為脾胃的升降功能與及時納運功能，一時一刻也離不開陽氣的運動與流通，且脾胃都在人體的腹部，中醫認為這個部位是屬於陰的地方，非陽氣不能使其動，非陽氣不能使其把陰邪化開，故而胖人之胖都明顯表現在腹部。

正常之人不會出現這種情況。正常人每次吃完飯之後，肚子都會鼓起來，但是隨著飲食的消化吸收，精微物質被人體吸收，糟粕形成二便排出體外，這個鼓出來的肚子會慢慢癟下去。因為脾胃功能正常之時，腹部肌肉的彈性很好，每次消化吸收後，肚子裡空空如也，腹部可以恢復到未進食的狀態。但如果脾胃陽氣不足，健運與升提功能減弱，腹部的肌肉彈性也降低了，等到消化結束後，腹部肌肉難以恢復原形，逐漸就形成了大腹便便的樣子了。

腎陽不虛則肥胖難纏身

前面我們說到了胖人陽虛虛在脾，但其根本卻是陽虛在腎。這是因為，中醫認為脾胃為後天之本，而先天之本卻在腎，人靠先天而生，並依靠後天脾胃功能滋養先天。古話說「千金難買老來瘦」。我們從報紙或電視新聞可以知道，世界上最胖的一個外國人早早而死，而香港的著名主持人肥肥也是早早夭折。這是因為，只有腎陽腎氣強壯，人才可以健康長壽。而肥胖之人恰恰相反，他們由於脾胃陽虛，無法以後天之本脾胃運化的營養來滋助先天之本的腎中之陽氣，先天的腎與後天的脾胃不能相互資助，當然也就不可能健康長壽了。

調查研究還表明，肥胖之人多伴有高血脂症、高血糖、血液黏稠度高等一系列的問題。這又是為什麼呢？這是因為肥胖之人痰濕堆積在腹部，但有其外必有其內，而內在的痰濕鬱積在血管之內，就形成了高血脂症等問題。這種外在肥胖之痰濕、內在血脂增高等問題，與中醫所說的腎陽虧虛、脾失運化密切相關。這些痰濕的積聚與水液的代謝失調有關，正常情況下，食物和水進入身體以後，經過脾胃的運化，變成津液等精微物質「運輸」到身體各處。而當脾胃陽虛、腎陽不足之時，脾胃不能及時運化，腎陽不能蒸騰氣化，水濕積聚不散，堆積於外表現為大腹便便，於內通過化驗可以發現有血脂增高等異常。這也就是為什麼說，胖人多陽虛，陽虛之根本在腎，故而說肥胖之人其根本在於腎陽之虧虛。

治感冒，大多數人都會犯的習慣性錯誤

感冒是一種常見的小病，幾乎人人都會在一年之內患上幾次感冒，但是感冒後服用中藥則是大有講究的。

感冒多因受寒所致

時下在中國，不少醫院、個體診所，不論中醫西醫，一見感冒（西醫稱之為上呼吸道感染）出現惡寒發熱、頭痛身痛、全身不適、咽痛咳嗽等症狀，不管是成人還是小兒，不辨寒熱陰陽，便給予雙黃連、清開靈、穿琥寧、痰熱清、魚腥草類（未停用前）等中藥注射劑靜脈滴注，或單用一種針劑，或聯用二、三種針劑。與此同時，還

要口服清熱解毒口服液、雙黃連口服液、柴胡口服液、抗病毒口服液等等。如此用藥，療效非但不好，還常易造成種種不良後果。對此治法，大家應注意。

感冒係外感病症，在張仲景《傷寒論》中屬於太陽病的範疇，雖然現代中醫將感冒分成很多的證型，但從基本的常識來看，仍然是以受涼感寒為主。不管感冒病多麼複雜多變，但其原因必然是從受寒開始，故而《傷寒論》一書實際上就是專門談人們感冒受寒之後，不同的人發生什麼變化，採用什麼中藥進行治療。因此，感冒的性質通常是寒性的，中醫所說的太陽病是傷寒。而感冒之人，大都是體質偏弱之群體，且目前陽虛體質者頗為多見，如老年人年高體虛或久有慢性疾病者，元陽素虧；中年人社會壓力增加，如工作緊張、競爭激烈、夜生活無序、嗜煙好酒等不良生活方式等，皆可導致陽氣虧損。這類陽虛人群最易感受寒邪，這也充分說明了感冒基本上是以陰寒之證為主的，也就是說患外感而用寒涼針藥的機會是不太多的。若一見發熱等症狀出現，便不分青紅皂白，統統給予寒涼中藥注射劑靜滴，再外加抗生素和（或）激素，如此應用，弊多利少。

按上述方法應用中藥針劑或口服液後，一般出現有兩種情況：

一是暫時減輕了症狀，病情似乎好轉了，但這多是激素一時的效果，雖然表面症狀暫時減輕或消失，卻損傷了元陽與陽氣，埋下了免疫功能低下或紊亂的隱患。藥性寒涼傷陽，又加之激素損傷腎陽，陽氣多重受損，機體免疫機能被嚴重損害，最終導致日後多病，或出現壞病、變證，或疾病複雜多變，遷延難癒。

二是靜滴多日，病情無明顯好轉，且纏綿不已，經久不癒，或用藥後出現病情加重，或產生輸液反應，甚或出現嚴重的過敏反應。老年人有慢性疾病，特別是伴有心力衰竭的患者，素體陽氣虧虛，感受風寒後，寒邪易直中入裡內侵臟腑，如再誤用一些寒涼針劑靜脈滴注，其發熱咳喘等症不僅無好轉的跡象，反而有明顯加重的趨勢。還常見小兒感冒患者，用寒涼針劑靜滴後，鼻塞、流涕、咳嗽等症狀當即便較前加重，還有些小兒在用藥時常出現腹痛、噁心、嘔吐的症狀。

用藥後病情加重時，多數醫生並不認為是誤用藥物而引起的，仍認為是病情自然進展而加重，有時出現了嚴重的寒顫高熱，甚至神昏休克，也多把原因歸咎於病人的體質不適應，亦不認為是未正確辨證而盲目用藥所致。

凡此種種，多數並不是中藥注射劑本身和中藥的品質問題，也不是中藥針劑療效不好的問題，其原因多在於醫生臨證不遵中醫醫理，本寒邪犯病該用溫熱藥，卻反復應用苦寒中藥針劑與口服液等，這些都是不明白辨證而濫用藥物的結果。

濫用寒涼中藥注射劑或口服液為什麼會加重病情呢？

本來，一般的感冒可遵循中醫最早的治病專著《傷寒論》太陽病所定之大法，傷寒以後，如果體質壯實、身體不易出汗者可用麻黃湯，另一種是體質比較虛弱的人，傷寒以後由於體質虛弱而常有虛汗者可用桂枝湯。一個好的中醫大夫，如辨證明確，幾副中藥便可將病治癒。有些醫生卻因辨證不明而誤用了寒涼針劑靜脈給藥，再加上口服苦寒清熱解毒之品，以及抗生素和激素，不僅不能取得預期的療效，反而使病情加重且複雜難癒。受寒之感冒發熱，無論用何種寒涼針藥退熱都是錯誤的，因為發熱是機體抵禦寒邪，努力使寒邪外散的一種正常的自我防禦抗病反應，不能強行退熱，否則，便損傷陽氣，助邪傷正，降低免疫力，戕害機體。

目前，臨床上治療外感表證，最易誤用的藥就是清開靈、雙黃連、穿琥寧、痰熱清等注射劑，以及市面都能買得到的這些苦寒中成藥或口服液。這些中藥針劑與口服液，其共同點是性質寒涼，均是以寒涼之性來清實熱和解熱毒，臨床上一般用於發熱等症狀較重的流行性感冒患者。感受寒邪之後，人們如誤用清熱解毒藥，不僅可使表寒閉鬱，發熱、咳嗽、頭身疼痛、咽喉不利等症狀更甚，而且可引邪深入人體內臟，以致變證叢生。不少醫生對此類藥劑的臨床使用多有不當，不明白「表未解不可治裡」

這一重要的治療原則，不在意「濫用寒涼必傷陽氣」這一基本的中醫常識。

人體的生命活動離不開陽氣的主導，醫生在臨證中應高度重視陽氣的重要性，處方用藥應明辨陰陽，處處注意不要傷陽。特別是老人和小兒，濫用寒涼，陽氣一傷，病即加重。損傷心陽，則心氣不足，而致心悸氣短，胸悶心痛，老年心血管病患者多見；損傷脾陽，則脾陽不振，運化無權，中脘冷痛，噁心嘔吐，納少腹脹，四肢不溫，少氣懶言，小兒患者多見；損傷腎陽，則命門火衰，頭昏耳鳴，腰膝酸軟，開闔不利，氣化無權，為飲為腫，老年慢性心腦血管病、糖尿病等患者多見。

總之，應用寒涼中藥注射劑必須辨證，辨明是陰證還是陽證，寒證還是熱證，謹守病機，隨證治之。立法遣方以顧護陽氣為要，方不致誤。

輸液越多，感冒越難好

現在醫院經常採用靜脈滴注的方法治病，尤其在流感好發的時候。現代輸液法，在救治脫水或是重症疾病方面有著無可替代的作用，但是，這背後卻隱藏著諸多的危險與弊端和傷陽損正的問題。

從現代醫學理論我們可以得知，水是人體生命的重要組成部分。老百姓都有這樣的常識，也就是一個人即便七天不吃飯，只要喝水就可以維持生存，表明水對人體的重要性。這是因為水在人體內外交換，在保持人體內電解質與酸鹼平衡方面具有重要作用，一旦體內的體液（即水分）與外界交流出現異常，這種平衡就會被破壞，這時候就危及到人的生命安全。俗語稱「大丈夫禁不住三泡稀屎」，意思是說無論多麼健壯的人，拉肚子二三次就受不了。為什麼呢？這是因為拉肚子使體內的水分排出過多，迅速導致體內缺水而形成水電解質的紊亂，從而危及到人的生命。

現代的輸液法，使體外的水分不經過腸道而直接進入體內，當我們體內缺水的時候，這種方法的確是很快很好。可當我們體內並不缺水的時候，卻通過輸液直接把過多的水引入體內，這時候這些多餘的水分，不僅沒有好處，反而為害成病。這是因為，當我們喝進水的時候，體內會動員一切力量，把進入體內的水分有條不紊地進行分配與氣化。什麼是氣化呢？氣化就像是燒在鍋裡沸騰的一鍋開水，隨著時間的延長，水蒸氣會越來越少，這些飛到空中看不到的水分，就是氣化。中醫是如何認識體內的水分蒸騰氣化的呢？中醫認為，液體進入人體需經過一定的途徑，才能形成濡養五臟六腑的津液。如《黃帝內經》中認為，飲（即水分）進入胃以後，水中的精氣，在脾陽的升騰作用下，把這些精氣，向上送到肺部，通過肺陽的氣化作用，進入水道裡面，濡養全身並供應身體使用。但中醫還認為水為體內之陰，這種陰水之物之所以能動或氣化，完全是因為陽氣的蒸騰作用，離開陽氣蒸騰的作用，水分只能停留在某一些地方，而停留的水就成為新的致病因素。當感到口渴的時候，說明我們體內已經缺水，這時候喝水，體內已經有充分的陽氣把這些進入體內的水分輸送到水該去的地方，多餘的水分，體內又可通過大小便排出體外，而不會把多餘無用的水分積聚在體內。

輸液生寒生濕傷陽氣

輸液直接把大量的水濕寒冷之陰邪，由血管內直接送入我們的體內，體內的陽氣又沒充分的準備來加強其氣化的作用，又沒有大腦指令指揮這些水分該往何處去，因此這些水就停留在不該停留的地方，成為新的致病因素。什麼情況是表現出水分輸入過多呢？如一些老弱病人，輸液後出現病情加劇，或是氣喘不能平臥，或者說病情不但沒有好轉，反而不斷惡化，或是有的人輸液之處腫脹，或是出現面肢浮腫，或是出現身困乏力，或是出現頭暈目眩，這就是因直接輸入體內的水分之寒濕陰邪，損耗了人體的陽氣，而體內的陽氣又不能充分地把這些陰邪及時蒸騰氣化出去，殘留在某處的水濕寒陰邪氣，阻隔或阻礙了陽氣正常運轉與氣化功能，從而導致陰邪為病，體內陰盛陽衰，表現出畏寒肢冷、精神萎靡、少氣懶言，甚或面目浮腫。直接輸進體內的水分成為陰邪，其性為陰寒，最易傷及人體的陽氣，久而久之，陰盛陽衰，陽氣不運，聚積成痰為飲，而這種新的、快速、直接的病理因素，最後影響到臟腑的功能，引發各種病變。這也說明，為什麼有不少的人雖然經住院治療病好了，可是身體的健康狀況卻是日趨低下，甚至一蹶不振。這些都是因為過度輸液而導致陽氣損傷。

補液還是口服好

一般來說，口服補液被現代醫學認為是最簡單而理想的方法，因為機體可按需要進行吸收，主動保護與保持內環境中水與電解質的平衡，實際上是保護了人體的陽氣。早在一千七百年前，醫聖張仲景就認為一次暴飲（即過多飲水）可導致諸多病症。大凡體內缺水者，應該是「少少與之癒」，意思是說一點點地給他喝，慢慢來，體內可充分用陽氣把其化開，這樣病就慢慢地好了。而在現代輸液法的治療過程中，應嚴格控制輸液的量，若合用抗生素或是中藥清熱解毒之品，更應當嚴格掌握指標徵兆，反對濫用。如果真的需要用的話，在輸液過程中，一定要注意保護人體的陽氣，配用一些如參附注射液類的溫陽針劑，以幫助體內及時化開這些陰邪，防止因輸液而帶來諸多病症。

再談抗生素的危害

抗生素的發明，挽救了許多人的生命，特別是在戰爭中。在現代，傷風、感冒、拉肚子等等，都要吃大量消炎殺菌的藥物，殊不知，這習慣給我們的身體帶來了諸多損傷人體陽氣的弊端。

抗生素殺菌也「殺」陽氣

關於濫用抗生素，「火神派醫家」盧崇漢教授曾在深圳市健康大講堂「中醫扶陽與健康長壽」專題上，專門講解過這個問題。他談到，不僅大量的苦寒中藥及中成藥可以損傷機體陽氣，我們濫用抗生素也可以損傷機體的陽氣，並且很嚴重。但是抗生素的運用現在是越來越廣泛，過去是西醫用，現在中醫也在用。他曾到過很多省中醫醫院去，看他們的病房，也看他們的門診，發現他們既要開中醫處方，還要開西醫的處方，盧崇漢教授感到很奇怪，因為他習醫四十多年，沒有給病人開過一粒西藥，而且就他自己，一生沒有打過一次針，沒有吃過一片西藥。

現在抗生素濫用已經成災了，因為到處都買得到，而且以老百姓來講，他們都接受了這種理念，喉嚨疼了，都知道是發炎了，上火了，眼睛發紅了，也是上火了。那麼用什麼呢？用抗生素。發燒了，咳嗽了，用什麼呢？用抗生素。自己去買，找醫生開。但用中醫中藥的性味去分析抗生素，基本上都是性味苦寒的，亂用是傷陽氣的。

盧崇漢教授曾看到一個資料上，美國人也在反思，在「二十世紀的十件錯事」裡面，有一件就是濫用抗生素。他們把濫用抗生素算成一件很大的錯事，甚至是蠢事。所以現在西方對抗生素的應用，已經進行嚴格管制。據盧崇漢教授介紹，他曾經接觸了很多國外的醫生和病人，他們現在基本上不大用抗生素，不僅醫生不用，病人也拒絕使用抗生素，並且大多數情況下都拒絕輸液。他們已經在開始學著保護自己了，因為他們有慘重的教訓。

而現在我們的抗生素是越用越高級。最早是一般的青黴素，然後不斷地更新換代，先鋒、頭孢，還有更高級的，頭孢一、頭孢二、頭孢三，越來越不得了。這些東西的應用一步一步地加重，頻繁不斷地出現問題，相信我們的醫生和我們的病人也會逐漸地認識到這個問題的嚴重性。

據盧崇漢教授介紹，他的家人和他的親朋好友，從來不吃西藥，也從來不去打針，哪怕燒到四十度，西藥治療仍不退燒，服中藥一兩天即恢復正常。盧崇漢教授曾治療了一個發燒的病人，之前在別處用了很多辦法來處理，就是不退燒，燒了將近一個月不退，這對病人和家屬來講，是很緊張的一件事情。用了常規清熱瀉火以及退燒的辦法而發熱不退，為什麼？實際上，盧崇漢教授認為他是陽氣不足。由於陽不足不能鼓蕩寒邪外出，鬱積從而導致發熱。盧教授認為可以給病人服用麻黃附子細辛湯，這些是辛溫、大熱的藥物，給發燒的病人用行嗎？然而效果很好，病人服藥後一睡，第二天熱就退了。究其原因就是無論在什麼季節，無論什麼年齡，都可能是寒邪傷陽導致發燒，所以感冒發燒不要一味濫用清熱苦寒藥物。

傷身傷心的生活

做什麼事情都要有一個限度，凡事過度都會傷及人體的陽氣，在中醫最早的養生治病著作《黃帝內經》中說：「陽氣者，煩勞則張。」意思是說，當我們過度活動之後，陽氣就會長時間浮在外面，陽氣老浮在外不能收斂，久而久之，人體陽氣損耗，就會出現陽氣不足而導致諸疾病的發生。

工作煩勞傷陽氣

工作上的煩勞，也是我們當今這個時代的一大特色。現在的人，生活壓力大，工作快馬加鞭，夜以繼日。

《黃帝內經》中說：「陽氣者，煩勞則張。」張指的就是向外，對人來講，陽應該回歸本位，本位在哪呢？本位在內，但是過於煩勞，陽就向外了。向外就不是好事，對我們機體是有損傷的。尤其是晚上，陽氣更要內收，更要向內而回歸本位。如果過於煩勞，陽氣不能夠歸位，就會導致陽被慢慢地耗散。所以現在有過勞死，這就是身上陽氣熱力突然消失了！

舉個例子，有一個人四十多歲，資產上市公司有好幾個。但有糖尿病、腎病、高血壓，吃不能好好吃，幾十億資產的一個人，生活費一天控制在十塊錢以內，只能多吃一點點蔬菜，吃一點「好」的馬上就有問題，他現在回想起來，說過去在拼命幹。所以盧崇漢教授就跟他講，你現在是油膩的、高蛋白的都不能吃，現在根本不是談健康長壽的問題，而是保命的問題。他的問題就在於不能自己好好保護機體的陽氣，也不知道怎樣來保護陽氣。他如果早一些認識到如此拼命會使自己的陽氣受到過度傷伐，也不會有這個結局。盧教授透過將近一年扶陽的治療，便把他的腎功能恢復正常了。他的血壓也下來了，血糖也趨於正常了。但是他的病好了沒有？沒有好。因為這個病是長年累月積起來的，是終身性的，但只要能夠在今後的歲月裡常年保持這個狀態，沒有症狀，化驗檢查一切正常，就算是好了。但也有可能會復發，所以自己要能夠好好調理。

傷陽損人的錯誤房事習慣

就現代房事的問題，盧崇漢教授認為也是當前的一個大問題。因為過去這個問題很單純，房事就是夫妻之間的事情，從佛教的角度來看，夫妻之間房事屬於淫，正如佛教的居士都有五戒，是「不殺生，不喝酒，不偷盜，不妄語，不邪淫」。所以，沒有出家的人，是可以「淫」的，但這種「淫」是有界限的，只能夠是夫妻之間。但是現在，情況有一些變化。

盧崇漢教授認為現在滿地都是邪淫。古代的老子早就預料到這個問題了，所以他就提出「不見可欲使民心不亂」，意思是說，我們人的欲望、欲念，往往是難以自我把持住的。因為我們人本身生活在這種欲界裡，這個欲界，充滿了各種欲望，尤其是情欲。現在到處的廣告，包括報紙上的廣告也好，宣傳畫也好，我們的電視螢幕也好，可以說是抬頭可欲，低頭也可欲。如果把持不住自己，就會亂。這一亂，就會耗損機體的陽氣。所以淫這個東西，它也是耗損我們陽氣的一個重要因素。我們再多的陽氣，都經不起這種耗散。無論男女，都是一樣。

美國的一個製藥公司，研製出來的「威而剛」，確實解決了很多現實的問題，可以使百分之九十五以上無法正常性生活的人恢復正常。但這是以人為的方式損傷機體陽氣，因為只有相當一部分陽氣出去才會出現這種狀態，這實際上是在揠苗助長，其害處更大。有很多人，他們身體就是這樣被糟蹋的。

房勞損陽傷腎最為常見，這是因為腎陽是主性器官的。在地球上，恐怕最縱欲的就是人了。除了人以外，所有植物、動物，都有固定的交配繁殖季節。交配季節過後，就休養生息，並不是像人那般，隨心所欲，隨性而為，過於放縱欲望。現在有了「威而剛」，連陽痿的人都能透過透支生命來享受性趣了，哪怕精盡人亡。《黃帝內經》就已有對此的描述了：「今時之人不然也，以酒為漿，以妄為常，醉以入房，以欲竭其精，以耗散其真，不知持滿，不時禦神，務快其生，起居無節，故半百而衰也。」當然，不是要個個都禁欲，各人按照自己的身體情況調控就好了。還有就是注意房事後往往出汗，此時毛孔開張，身體剛剛經過勞累，最容易受風寒，要注意保暖。特別是冷氣下做愛，最容易留下陽虛禍根。

性是陰陽交合的行為，是夫妻間的房內之事。古人對此是持一種非常敬畏的心理的，他們認為交合之事與天地之氣相感，所以不能肆無忌憚。在白天、在暴風驟雨之夜、在重大的節日，男女都不得交合，否則，輕則傷害身體，導致疾病；重則減少壽命，影響子孫。尤其是對準備生孩子的夫妻，性生活更應該謹慎，否則出生的孩子或是稟性頑劣，或是先天體弱多病，中醫認為這是傷及了腎精所致。房事傷及腎精腎陽，在中醫看來是非常重要的一個方面。那麼如何過性生活才能達到和諧交合而不傷腎呢？

這還要從陰陽和諧說起。一天之中，白天為陽，夜晚屬陰。陰陽之中又分陰陽，半夜為子時，陽氣已經開始萌動，所以是陰中之陽；太陽出來之後，就是白天了，陽氣仍在生發，所以叫陽中之陽；從午時到黃昏，雖仍是白天，但陰氣已經萌動，所以叫陽中之陰；從黃昏到半夜子時，是黑夜，也是陰氣越來越濃郁的時候，所以是陰中之陰。白天是陰入於陽，晚上是陽入於陰。

最不傷身體的性生活時間，莫過於從天黑後到晚上十一點鐘以前。這段時間是一天的陰中之陰，也是陽入于陰的時間。陽入陰，意味著人的陰精在此時最充足，也就是說男性精子在此時活力最大。在這段時間過性生活，人不會太累，而且性生活結束後，人可以照常睡覺，一覺睡到自然醒來。

從子時（二十三點整至淩晨一點整）到午時（上午十一點整至下午一點整），是陽氣上升的時候，這一段時間內過性生活，消耗的是體內的真陰真陽，特別是腎中陽氣，損傷是巨大的。尤其是清晨，陰氣消盡而陽氣方長，正是人體陽氣積聚升發的時候，機體還遠遠沒有達到陽氣充盈的狀態，此時歷經一番翻天覆地，急泄其精，折殺了欲升發之陽。就彷彿蓬勃生長的樹苗，突然來了一陣暴風驟雨，豈有不受傷之理？所以古人說，早晨男女交合，因為陽在升發的過程中而劇折之，是要傷人的。用中醫的話說，不僅是傷人的，同時也傷及了腎精陽氣。用我們現今的話來講，就是在萌芽狀態就把陽氣扼殺了。

那麼為什麼會有部分人喜歡在清晨過性生活呢？這點可能也是受西方人的影響。一般只有身體陽氣虧虛的人，才會感到早晨過性生活更刺激，更有快感，因為性愛的快感必須借助人體的陽氣才能生發起來，陽氣虧虛的人，在夜晚陽氣內斂、陰氣生發的時候不能充分調動身體的陽氣，得不到快感。他們必須借助清晨陽氣的生發之勢，才能得到性愛的高潮。但在高潮過後，陽氣劇折，等待他們的只有疲乏。長此以往，人就會出現腎陽虧損。

性生活是男女之間的事，千萬不要認為只有男人射精才會折損陽氣，女子同樣也會耗傷陽氣。說得明白一點，女子陰道分泌物的黏液其實也是精。只不過因女子通常都只需要配合而非主動，所以男人在這方面消耗的體力往往比較大，但只要女子投入了，必然也要耗精的。對於男人來說，射精頻繁，危害性很大；對於女人來說，不適當的性生活，也會消損女子之精。因為精在腎中儲藏著，特別是腎精中之陽氣是人體生命火力的主要來源，你把這生命之火都用在性生活上，生命就會縮短。所以歷代醫家都非常注重腎中精氣、腎中之氣的保護，原因就在於此。

所以說，不和諧的性生活，輕則傷及人的陽氣，重則損及人的生命。

揮汗如雨也是病

筆者在門診工作多年，發現不少長期勞動的中年患者，他們的心率都比較慢，而且手腳濕涼，總是感到疲倦乏力，做什麼事情總是提不起精神。這是什麼原因造成的呢？這些從事勞動工作的人多從事建築工地上的活，特別是夏天做工，雖然他們避開了中午氣溫炎熱的時間，但是夏天整體氣溫是較高的，他們幹活時總是揮汗如雨。揮汗如雨為什麼會導致心跳過慢並全身疲倦無力呢？《黃帝內經》中認為「勞則氣耗」，也就是說過勞要消耗人的元氣。人的元氣來源於腎，腎屬於先天之本，是父母給的，又經過後天脾胃功能的不斷補充、滋養而成的。這個「勞」實際上是過度勞累對氣消耗的一種透支，夏天裡揮汗如雨實際就是操勞過度，因為氣是一種能量，時刻都在發揮著它的生理功能。如果在夏天裡天天揮汗如雨地幹活兒，而沒有及時地補充足夠的物質並待其轉化為新的能量，能量供給與支出處於一個不平衡狀態，久而久之，氣便不足，出現疲乏無力等表現。氣虛於心臟表現最為明顯，心氣虛則心跳速度減慢，因而人總是感到疲勞無力，做事打不起精神來。

為什麼大汗會耗氣傷陽呢？中醫認為「陽加於陰謂之汗」，這句話的意思是說，陽氣把體內的水分給趕到了體外，也就像我們用大火燒一鍋開水，火燒得越旺，水沸騰得越厲害，水蒸氣就越多，這水蒸氣就像是我們人體在出汗一樣。最後是火燒滅了，鍋裡的水也燒乾了。你想一想，人出汗的時候就等於是人體用陽氣把體內的水分給趕到了外面，同時水分也帶走了人體的陽氣，這就是人體過度出汗造成的後果，即陽氣與水分都損耗很多，所以說我們渴了以後，喝進很多的水，水是添到了人體內，可陽氣怎麼才能快速地補充呢？顯然陽氣的損耗，是不可能迅速及時補充到人體內的。久而久之，幹活兒時總是揮汗如雨的人，後期總是心跳過慢。這心跳過慢的原因，就是供應心臟的陽氣不足了，這不足的陽氣之根本，還是過度地耗費了腎中之陽氣，腎陽虧損，心陽不能及時得到腎中陽氣的滋助，故而跳動總是慢而無力。

不良的情緒易致病

《黃帝內經．靈樞．本神》篇中說：「和喜怒而安居處。」說的是要適當處理情緒，安於所處的環境，才能防止七情內傷致病。人們身心的煩勞，必然導致陽氣的消耗，陽虛而生百病。

中醫認為人生病的機制，不過是內因和外因兩種。外因就是自然界存在的，我們不能控制的嚴寒酷暑、風霜雪雨從肌膚入侵，即是外感風寒，而內因就是自己的情志，這個我們可以通過自我的調節，來達到減少和防止疾病產生。既然內因掌握在我們自己的手裡，就要好好珍惜利用。

我們都知道「范進中舉」，范進由於過度高興而成了瘋子，後來胡屠戶一耳光把他給打醒了，這就是典型的情志過激導致生病的例子。只要患者能正確對待處理這些內在的情志問題，往往預後較好。不然的話，即使這次治好，以後也是很容易復發，且可能更加嚴重。許多慢性病的患者，往往有多年的心結。

中醫認為，不良的情志刺激不僅能影響人體健康，而且易使人衰老。歷代中醫學家對養性延年論述很多，如《攝生要錄》云：「心勞弗去，其志日耗，所以不能終其壽。」也就是說，過度的情志變化在一定的條件下，能夠引起人體各個系統的功能失調，持久不復則可加快人體衰老。衰老是什麼呢？衰老就是人體陽氣過度消耗、陽氣減少的表現。

人體是一個整體，而人的健康與情緒有密切關係。情緒分為積極情緒和消極情緒兩大類，積極情緒對健康有益，消極情緒會影響身心健康。我國自古就有喜傷心、怒傷肝、思傷脾、憂傷肺、恐傷腎之說，可見中醫非常重視人的情緒與健康的關係。當人情緒變化時，往往伴隨著生理變化，例如，人在恐怖時，會出現瞳孔變大、口渴、出汗、臉色發白等一系列變化。這些生理變化在正常的情況下具有積極的作用，可以使身體各部分積極地動員起來，以適應外界環境變化的需要。

過度的消極情緒，長期不愉快、恐懼、失望，會抑制胃腸運動，從而影響消化機能。情緒消極、低落或過於緊張的人，往往容易患各種疾病。因此，只有保持樂觀的情緒，才有利於身體健康。

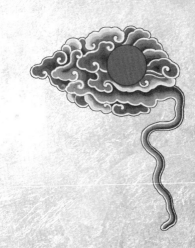

第三章

保養陽氣是養生的最大秘訣

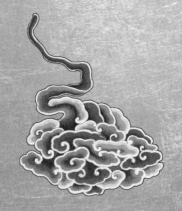

解讀人體養陽的真諦

人的一切能量都來源於腎中陽氣，也就是中醫說的命門之火，這是人生命的火種，是人體內的太陽。道家講意守丹田，守的就是這個火種，就是想讓它燒得旺一點、持久一點，因為，這個火種一旦激發出先天的活力，將是一個取之不盡的能量庫，所以，我們千萬不要讓外來的寒氣冷卻這個火種，更不要讓內生的七情過激將它熄滅。

講到祛病強身、延年益壽，方法真是太多，從營養飲食到生活起居，從運動鍛煉到導引瑜伽，從針灸服藥到按摩保健，各個方面都會有專門的論著。有許多朋友對研究健康養生情有獨鍾，是呀，誰不想活得好一點、健康一點、長壽一點呢？但似乎方法越多，人越迷惑，不知從何入手。能不能有再簡單一點的方法呢？

其實，生活本來就是最簡單的，是我們想得太多，以人為的思考把問題複雜化了。如果能餓了吃飯，冷了穿衣，和大自然一問一答，就不會有那麼多的煩惱了。想來，真正對您管用的，往往不是一個什麼方法，而是一個觀念。

方法不過就是一件隨用隨扔的工具，就像是掃地用掃帚、過河乘小船一樣。地掃完了，掃帚就扔在一邊了；到了對岸了，船也不必再拉著上路。

所以說，掃帚和船不是最重要的，要掃哪片地、要在哪靠岸才最重要。您的交通工具可以不是最先進的，但是您的方向卻一定不要搞錯，否則，您越聰明，您的知識越多，您的煩惱就越多。

下面我就和大家一起來把問題簡化一下，看看影響我們身體健康的最基本因素有哪些。

每個人從父母那裡稟受的先天之原動力是不同的，有人充沛，有人不足。充沛的人似乎總有使不完的勁，不足的人從小就體弱多病。先天的稟賦似乎無法改變，那後天又是什麼因素在削弱我們腎的精力與陽氣呢？

主要有兩個原因：一個是外來的寒氣，通常從皮膚和飲食侵入人體，人體要產熱，把這些寒氣中和或排出，否則就會影響血液的正常流動，造成寒凝血滯，形成瘀血。產熱的過程要耗費大量的原動力，所以要想使腎精充足，就要儘量避免寒氣的侵入。如冬天還穿著短裙，平常總是冰塊冷飲，這些都是耗傷腎精的元兇。另一個是內生的七情，七情過激最耗腎精，有時甚至比寒氣更厲害。但二者通常是互相影響的，如果身體溫暖了，血液循環就暢通，就不會發生紊亂，若您總是陽氣十足、熱血沸騰，寒氣也就不易侵入您的身體。

三種寒性體質人群的至簡保養法

冬天帶著「僵屍手」的人已然不少，但大家更關心的一個問題是，這究竟算不算一種病？

專家的答覆是，一到冬天就手腳冰涼，儘管不是什麼大毛病，但卻是身體亞健康的一個信號。現在亞健康的人越來越多，平時看看沒什麼大毛病，但往往臉色很差，精神萎靡，到了冬天渾身發冷，手腳冰涼。

按照中醫體質學概念，人的體質分為九種——平和質、氣虛質、血虛質、陽虛質、痰濕質、濕熱質、氣鬱質、瘀血質、特稟質。其中三類體質的人最怕冷，分別是陽虛質、氣虛質、血虛質。

冬天手腳冰涼主要是氣血不足引起的。用中醫的話來說，氣虛不能溫煦肢體，血虛不能榮養筋脈，而陽虛則是身體陽氣虧損，所以最怕冷。

從以往的經驗來看，女性由於體質構造等原因，血虛體質者較多。不過，眼下「白領型冰凍人群」越來越多，一些原本身體健康的白領女性，因為飲食、起居等不良習慣使得身體體質下降，加入了「冰美人」隊伍。

陽虛、氣虛、血虛，儘管都有怕冷症狀，但調理方式卻有所差異。冬日冰美人想為自己解凍，得先分清楚自己究竟屬於哪一類怕冷體質才行。

1. 陽虛質：

畏寒肢冷、面白浮腫、小便清長、大便溏薄。

2. 氣虛質：

精神萎靡、神疲倦怠、少氣懶言、胸悶氣短。

3. 血虛質：

面色萎黃、失眠健忘、心昏眼花、頭悸乏力。

舉個最簡單的例子，如果你是個夏天酷愛喝冷飲、平時又對海鮮不忌口的貪嘴之人，冬天怕冷也就不足為奇了，因為冷飲、海鮮這類寒性食物吃多了，耗傷了你的脾胃陽氣，陣陣涼意自然襲上心頭。

根據中醫藥食同源的理論，食物分為寒性、熱性、平性三類。如果你能清楚識別食物性質，懂得在冬天裡多吃熱性食物補充陽氣，就能在一定程度上改善你的「冰凍狀態」。

1. 寒性食物：

牡蠣、海帶、甲魚、牛蛙、螃蟹、甘蔗、奇異果、荸薺。

2. 熱性食物：

牛肉、羊肉、雞肉、鵪鶉、桂圓、荔枝、辣椒、生薑。

3. 平性食物：

蘋果、橘子。

重點推薦食補：冬天吃羊肉最能改善冷體質，用黃耆、當歸、生薑配上羊肉熬湯或是紅燒，可口養人。

同時，要根據氣候變化隨時增減衣服，體虛者更要注意禦寒保暖，特別是下半身的保暖，不要在冷天穿裙子，也不要在深秋長時間穿露腳背的鞋子。除多穿禦寒衣物外，還要記得戴帽子、圍巾、手套。頭部、臉部、頸部及手部保暖很重要，因為頭頸部散熱量占全身散熱量的百分之三十。避免穿太緊的襪子、衣褲，以免影響四肢動脈血流，導致手腳冰涼。

每天泡腳，在較深的盆中加入四十度左右的熱水，高度要漫過腳踝，浸泡二十分鐘左右就會感覺到全身發熱，血液循環暢通了。如果泡腳同時再揉搓雙腳，效果更好。

每天至少保證六小時睡眠，有利於儲藏陽氣、蓄積陰精。

氣虛者多運動

氣虛體質的人多是每天猶如雕塑般久坐辦公室不動的人，這很容易因為陽氣不運轉、氣血不通暢導致氣血不和、手腳冰涼。

人體內的熱量容易轉化成脂肪儲存在皮下，由於女性的新陳代謝率比男性低，熱量的合成作用大於分解作用，使得體內熱量釋放較少，再加上女性一般不太喜歡活動，熱量的產生就會更少。由於運動量不足，往往會造成全身或局部血液循環不良，導致全身發冷，特別是手、足等末梢部位更覺冷。

想告別氣虛型體質，記得一定要多多運動。多做伸縮手指、手臂繞圈、扭動腳趾等運動，避免長時間固定不動的姿勢。一早起來做做運動，讓血液循環和新陳代謝加速，一整天都會充滿活力，不容易發冷。也可以試試爬樓梯、原地跳躍等運動，這些運動有助於強化體溫調節能力，為手腳增加熱量。但不可運動過度，因為高強度的運動後大量出汗，會「發洩陽氣」，適得其反。

血虛者當補血

血虛是大多數女性都會遭遇的，這與女性生理構造等有關。由於經期失血等特殊生理特徵，大多數女性氣血本來就較弱，加上冬天血管收縮，末梢血液回流能力減弱等氣血虧損導致手腳冰涼。

這類體質的人可以吃補血食物，適當吃些阿膠。另外，給大家推薦一款補血暖身粥，貧血、體寒、經常手腳發涼的女性可選擇應用。

原料：紫糯米、大紅棗、枸杞子、黑芝麻、核桃。

做法：紫米六兩，大棗一兩，枸杞子十克，再加上一勺黑芝麻，一起放在高壓鍋裡煮軟。出鍋以後，撒一把碎核桃，然後趁熱喝。

此外，多做穴位按摩也是一個好方法。人的身體有一些相關的穴位，對於激發陽氣、治療手足冰冷起關鍵作用，其中包括手背上的合谷穴、腳踝上的三陰交、腳底的湧泉穴等，按摩刺激這些穴位，能加速血液循環，改善寒證，使手腳變得溫熱靈活。

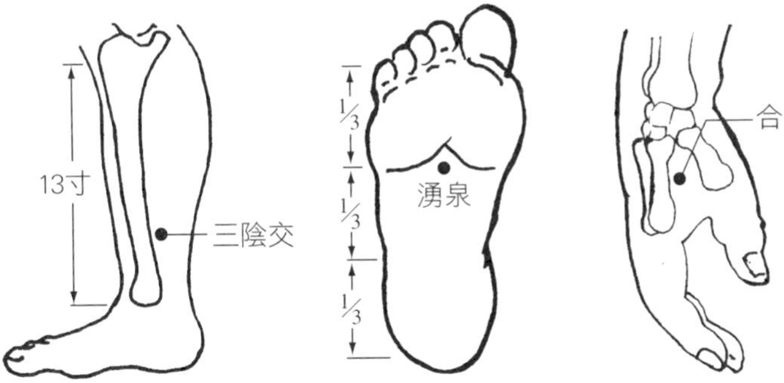

圖一　三陰交、湧泉穴、合谷穴

需要提醒的一點是，晚上睡覺時千萬別由於怕冷蜷縮成蝦米狀，因為這種姿勢不利於血液循環，只會使身體越來越涼。舒展四肢入睡，體溫自然會升高。

陽虛者避寒涼

陽虛體質的人多是陽氣損傷過多，身體自然怕冷。

陽虛體質的人，在飲食方面，不能「恣食冷飲」，既要少吃梨、荸薺等性質寒涼的食物，又要避免從冰箱裡直接拿出冰凍食品吃。本來人的陽氣正常情況下是升發的，你如果突然把冰鎮啤酒三瓶五瓶下到胃中去，或是冰淇淋三個五個吃掉，本來要升發的陽氣都被打壓了。明代大醫家張景岳曾說過這樣一句名言「天之大寶，只此一丸紅日；人之大寶，只此一息真陽」，人體可經不住這一次次猛烈的攻伐啊！另外，應儘量少吃非當季食物，比如冬天的西瓜。如果按照自然規律，西瓜是夏天成熟的，可以清涼消暑，你非得在冬天吃，還是從冰箱裡直接抱出來的。雖然你屋裡有暖氣，可你體內的陽氣不管這個，它跟自然界的陽氣一樣，正潛伏著呢。這種情況下你還用冰鎮的寒涼的東西去刺激你的陽氣，陽氣當然就受損了。

相反，陽虛體質的人可多食牛肉、羊肉、韭菜、生薑等溫補的食物，以壯人體之陽氣。在這裡向大家推薦兩款適合陽虛體質者服用的佳品，一是生薑紅糖飲，二是當歸生薑羊肉湯。

生薑紅糖飲：生薑三十克，煎湯後，加紅糖調勻飲用，有暖胃祛寒的作用。

當歸生薑羊肉湯：當歸二十克，生薑三十克，沖洗乾淨，用清水浸軟，切片備用。羊肉五百克剔去筋膜，放入開水鍋中略燙，除去血水後撈出，切片備用。當歸、生薑、羊肉放入砂鍋，加清水、料酒、食鹽，旺火燒沸後撇去浮沫，再改用小火燉至羊肉熟爛。這是漢代張仲景的名方，能夠溫中補血，祛寒止痛。

養生就是養陽氣

當人們身體感到不適的時候，體內就好比是陰冷潮濕的天氣，但只要太陽一出來，疾病就無法生長、發展了，所以，我們一定要用自己的雙手，把人體的太陽托起來，讓它溫煦我們的五臟六腑，給我們帶來長久的健康。

現在，有很多病比較難治，用常規的方法很難獲得好的療效。如何才能迅速治癒這些疑難雜症，成了困擾我多年的一個難題，也正是這些難題，促使我常常在生活中結合著古人的智慧和經驗不停地思考，苦苦地追尋，後來在《黃帝內經》中發現其中暗藏著一個很重要的玄機。

這個玄機就是固護陽氣。《黃帝內經·素問·生氣通天論》篇中說：「陽氣者，若天與日，失其所則折壽而不彰。」《黃帝內經·素問·陰陽應象大論》篇中又說：

陰陽為「生殺之本始」。明代大醫家張景岳注釋說：「生殺之道，陰陽而已。陽來則物生，陽去則物死。」正是這兩段話可使我們悟出治病和養生保命的真諦。

原來，人的生命全在「陽氣」二字。只有固護陽氣，才能百病不生，也只有陽氣旺盛，人體的自我康復能力才能正常發揮，醫藥才有用武之地。

宋代的醫學家竇材是一位宣導陽氣養生的大家，他強調「陽精若壯千年壽，陰氣如強必毙傷」，尤其提倡艾灸關元，因為人體的關元穴是補元氣最佳的穴位。在每年夏秋之交的時候要灸關元穴一千壯，也就是大概灸一個月的時間，便可以保持強健旺盛的精力體力。年年如此，久而久之，便會使小腹丹田處時常像有一團太陽那樣溫暖。如此可知，養生，就是養陽氣。

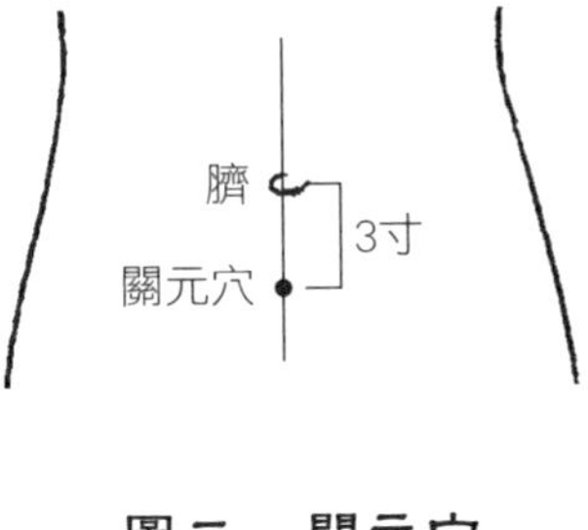

圖二　關元穴

現代人多陽氣衰

在現實生活中，體衰的人往往會出現下列症狀：手足不溫，面色淡白無光澤，或面色黧黑，明顯怕冷，對氣候轉涼特別敏感，或腰背部有被冷水澆的感覺，喜喝熱茶、熱湯，疲乏無力，易出現慢性腹瀉、消化不良、營養不良、貧血或水腫等；其次是稍微運動則心慌、氣短、容易出汗，或大便稀薄、不成形，受寒後易腹瀉，勞累後易浮腫，或夜間多尿，性欲減退，男性易陽痿、早洩，女性月經減少，不孕……這一切，都是陰盛陽衰的表現。人體籠罩在疾病氣勢洶洶的陰霾之下，陽氣虛衰，所以會出現這種症狀。

《黃帝內經》告訴我們：人是天地所生的，天以氣養人的陽，地以食物養人的陰。想想我們的生活方式，一到夏天，天氣稍熱就開空調，吹冷風，喝冷飲；深夜不眠，娛樂無度，這些都會消耗我們身體的陽氣。另外，我們餐桌上的食物精美而豐富，而且大多是雞鴨魚肉等「血肉有情之品」，最能滋陰。在這種生活中，很多人的體型都富態起來了，但精神卻不能跟著提起來。精神屬陽，肉體屬陰，二者不平衡，陰盛陽虛，就出現了中醫所說的「形勝氣」的現象，《黃帝內經》講「氣勝形者壽，形勝氣者夭」。也就是當一個人的精神狀態無法完全駕馭形體的時候，他就會生病，而且難以治癒。

這一點提示我們：應該調整呼吸和飲食，以養足身體的陽氣。在呼吸方面，應該多去呼吸那種帶著上天的靈氣和草木萬物生機的新鮮空氣；在飲食方面，要利用食物的特性來幫助陽氣的生發，比如，體內有濕氣是現代人的通病，濕為陰邪，能遏制陽氣，薏米紅豆湯可以祛除身體內的濕氣，濕氣除掉了，陽氣自然生出來。此外還要注意食物的搭配。

《黃帝內經》還告訴我們：動屬陽，靜屬陰。現代人缺乏正確的鍛鍊習慣，使人體變得靜多動少，也導致我們的身體呈現病理性的陽虛狀態。

生老病死賴陽氣

萬物之生由乎陽，萬物之死亦由乎陽。人之生長壯老，皆由陽氣為主；精血津液之生成，皆由陽氣所化。

人生天地之間，大自然中的風、寒、暑、濕、燥、火時時刻刻都在威脅著我們的健康，這就是中醫所說的「六淫邪氣」。一年四季，春有風邪，夏有暑邪、濕邪，秋有燥邪，冬有寒邪，它們侵入人體後，有的很快就發病，有的則要潛伏相當一段時間，轉化成各種形式的其他病變。然而，同在六淫邪氣的包圍之中，為什麼有的人會生病，有的人不生病呢？

原來，人體自身是有抵禦外邪的能力的。這種能力就是陽氣，在中醫裡又叫「衛陽」或「衛氣」，衛就是衛兵、保衛的意思。陽氣好比人體的衛兵，它們分佈在肌膚表層（腠理），負責抵制一切外邪，保衛人體的安全。還有所謂衰老，就是陽消陰長而已。衰老是自然規律，但是，通過努力卻可以使衰老延期，直到自然賦予我們壽命的極限。當人活到天年的時候，死亡不再是什麼可怕的事情，而是一種大解脫、大歡喜。

總而言之，只要陽氣足，我們就不怕生病、不怕衰老。醫生能做的，只是用針用藥調動人體的陽氣，增強人體的自我修復功能而已。如果我們自己懂得固護陽氣，培養陽氣，那麼我們可以毫不慚愧地說：最好的醫生就是我們自己，關鍵在於保護我們自己的陽氣，這也就是健康之本。

春夏是養陽氣的最佳時機

立春是一年中的第一個節氣，「立」即開始之意，立春揭開了春天的序幕，表示萬物復甦春季的開始。隨著立春的到來，人們明顯地感覺到白天漸長，太陽也暖和多了，氣溫、日照、降水也趨於上升和增多。農諺說得好：「立春雨水到，早起晚睡覺。」農事活動由此開始，這時人們也走出門戶踏青尋春，體會那最細微、最神妙的春意。

一年之中，春天是養陽的大好時機，所謂「春夏養陽」，春夏是陽長陰消的階段，秋冬是陰長陽消的時期，順應自然界陰陽氣化規律，春夏就應養陽，為的是得天之助，把天上的陽氣為我所用，以補我們自身陽氣的不足。

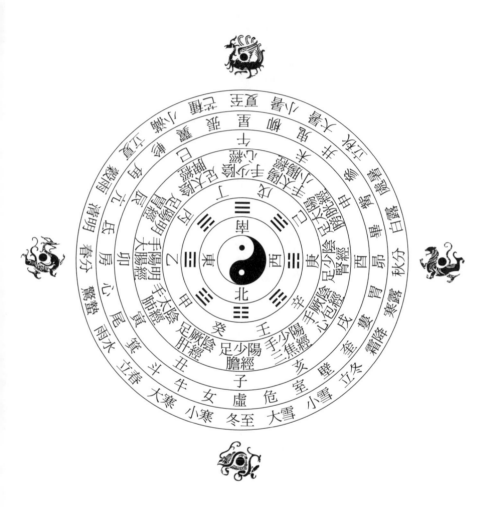

圖三　陰陽四方五行八卦干支二十四節氣二十八宿對應圖

無處不陽氣，勸君多採擷

大自然的陽氣在哪裡？在天上，在太陽。太陽是最大公無私的陽氣來源，春天養陽主要是曬太陽。春天曬太陽可以給人陽氣，給人朝氣，可以防止各種病症的發生。

那麼，陽氣在哪些地方、哪些時辰最多？

1. 日出時，我們面向東方，做深呼吸，把兩手臂伸長，讓陽氣從口鼻及人體的皮膚毛孔（肌腠）及手心勞宮穴進入人體。

2. 正午、日頭當頂時，陽氣最濃，可立於庭院，脫帽，做深呼吸，讓日精從口鼻及頭頂百會穴進入人體。

3. 傍晚、日落前，到戶外，面對夕陽做深

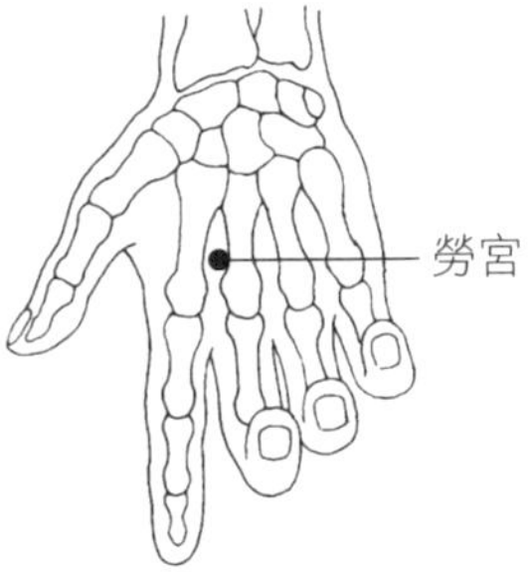

圖四　勞宮穴

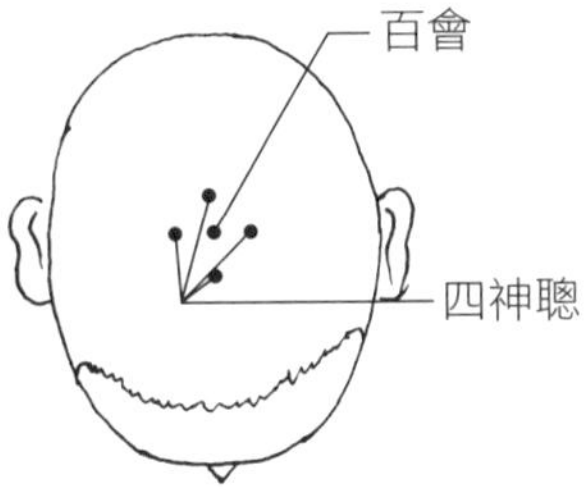

圖五　百會穴

呼吸，讓日光進入人體。

4. 晴天，要多在藍天白雲下，立在曠野或戶外做深呼吸。

5. 住在高樓的，要面向陽光，打開窗戶做深呼吸。

總之，要在天氣好、太陽光好的時候，多去南方、東方等向陽光處以及高處等去攝入陽氣，因為這些地方陽氣最足。

春天重養肝，旨在升陽氣

春季養生要順應春天陽氣生發、萬物始生的特點，注意保護陽氣，這著眼於一個「升」字。按自然界屬性，春屬木，與肝相應（這是五行學說，以五行特性來說明五臟的生理活動特點，如肝喜調達，有疏泄的功能，木有生發的特性，故以肝屬「木」）。肝的生理特點主疏泄，在志為怒，惡抑鬱而喜調達。在春季精神養生方面，要力戒暴怒，更忌情懷憂鬱，做到心胸開闊，樂觀向上，保持心境愉悅的好心態。同時要充分利用、珍惜春季大自然「發陳」之時，借陽氣上升，萬物萌生，人體新陳代謝旺盛之機，通過適當的調攝，使春陽之氣得以宣達，代謝機能得以正常運行。

為什麼春天重在養肝？中醫認為，人與大自然是相應的，是一個整體。在一年四季中，春應於肝，夏應於心，長夏應於脾，秋應於肺，冬應於腎，所以春天重在養肝。

春天養肝就在於是養肝的「升」，這是因為肝的主要功能是升發條達，升發就是像植物一樣向上生長與發育，這個生長與發育，都是在腎陽氣的支持下才能完成的。而養肝的目的在於振奮肝的生機，生機就是陽氣在動、陽氣在升，而春天是自然界生發的季節，養肝的目的就是要順從其升發特性。

春季養肝小竅門

1. 舒暢心情：

舒暢心情，與大自然融為一體，以美好的春天振奮自己的心情。

2. 生發之食，春天多吃：

吃春天有生發之性、可以助生機的食物，如春韭、豆芽、春筍、野菜、香椿、薺菜等。

3. 溫陽滋補，以助肝氣：

多吃溫陽滋補的食物助肝的生氣，如雞肉、鹿肉、羊肉。

4. 注意溫肝陽：

避寒就溫，多曬太陽。多喝雞湯，因為五禽中，雞應於肝，雞湯滋養肝血、肝氣最好。所以傳統的婦女坐月子、月經後要喝雞湯，原因就在於此。春天更不應錯過喝雞湯補肝血、升肝陽的大好時機。

5. 養肝陰、滋肝血：

多吃枸杞泡茶、當歸燉肉，以滋養肝陰。少熬夜，少勞累以保肝陰。因為陽氣生於陰精之中，養肝陰血就等於給陽氣蓄積了力量。

6. 疏肝氣：

春天，應借大地復甦、萬物生發之機，舒暢心情，心情舒暢了，氣血方能調達，氣血調達，五臟才能安和。所以春天養肝貴在疏肝順氣，避免抑鬱，抑鬱易導致肝鬱，就不利於肝的保養。

擺脫「春睏」

春天來了，人們在享受明媚春光的同時，也會受到一些小問題的困擾：春睏、愛上火，還有老一輩講究「春捂」，天氣轉暖也不可以脫衣服。歸結起來，這些其實都是一個問題，即由冬入春如何適應的問題。

按照中醫學理論，「冬天陽氣收藏，夏天陽氣生發」。而所謂陽氣，就是指人體內的一種向上的、亢奮的動力。自然萬物都遵循「春生、夏長、秋收、冬藏」的規律，人也不例外地要順應這一規律。冬天天氣寒冷，陽氣收藏，人要多活動才能保持體溫，那時的「精神」往往是天氣寒冷所致。春天到了，自然界陽氣生發，但人一時不能適應，身體陽氣沒能完全激發出來，因而感到不舒服。我們需要做的，就是將陽氣激發出來。

容易發睏的人，可以在天氣晴朗時適當增加運動，這樣能使陽氣生發，人體充滿活力。北方春季乾燥多風，風會帶走水分，所以人很容易上火，可以用綠茶、菊花、蓮心等泡水喝，或者買新鮮的蘆根、茅根泡水，不但味道清甜，效果也更好。

有大風的天氣儘量不要外出，因為「風化火」，會讓你覺得更乾。春天天氣變化無常，為防止突然變天，「春捂」是有一定道理的，至於如何加衣、減衣，可根據個人情況而定，但不宜減得太快。

中醫講究人與自然界的和諧，古人在春天披髮、穿寬袍大袖的衣裳，也是為了順應自然規律，讓陽氣生發出來。現代人當然不需要這麼做，但也要明白「順其自然」的道理，慢慢適應節氣。

韭菜與羊肉

俗話說，一年之計在於春。如何使人們在一年中保持體魄強健，精力旺盛，春天的飲食十分重要。古人養生最講究的是「天人合一」，順天道而行。中醫認為，冬春換季時節是陽氣上升的時候，按照「天人相應」的養生原則，此時要特別注意養護人體的陽氣。

韭菜、羊肉可生發陽氣。多吃蔥、薑、蒜、韭菜等溫性食物，不僅能祛陰散寒，還有殺菌防病的功效。蔥裡含有的蔥辣素具有較強的殺菌、抑菌作用，經常食用可以預防感冒。大蒜中也含有一種殺菌力很強的大蒜素，能殺滅多種病菌，提高免疫力。韭菜更是冬春換季時「養陽」的佳餚，不僅有調味、殺菌的功效，還含有蛋白質、維生素Ａ、鈣、磷等，營養非常豐富。此外，羊肉等溫補腎陽的食物在春天也可以繼續食用，以彌補腎臟陽氣不足。

與此相反，黃瓜、冬瓜、綠豆芽等寒性食品要少吃，這些食物會阻礙體內陽氣生發。但需要提醒的是，常被咽喉乾燥、口臭、便秘等「內熱」症狀困擾的人，不宜過多食用溫性食物，可適當吃點養陰潤燥的食物，如蓮藕、百合、蘿蔔等。

蕃茄、白蘿蔔能夠提高免疫力，在春季可以常食用，以預防春季多發疾病。中醫特別重視人體的正氣，認為「正氣存內，邪不可干」，這與現代醫學中的提高免疫力有很大相似之處。富含維生素C的食物可幫助維持呼吸道黏膜的完整性，構成抵禦呼吸道感染的屏障，是提高機體免疫力的重要途徑之一。此外，多攝入維生素C對冬春時節因多風和氣候乾燥引發的鼻子出血等症狀也有一定的預防作用。

「冬病夏治」，事半功倍

盛夏季節，要進入伏天之時，是一年中最炎熱的時候。這個季節，雖然是一些傳染病的好發期，但是一些慢性病卻很少發作。老人的風濕腿不疼了，孩子的鼻炎不犯了，氣管炎、虛寒性腹瀉患者們也都能鬆一口氣了。

然而，有經驗的患者都明白，這些疾病只是一時退去，等到冬天，它又會捲土重來。要想讓這些疾病冬天不出現，還得從夏季就著手調養。

如今一些醫院正在宣傳「冬病夏治」這個概念，每年的夏季都會接納大量這樣的病患，為什麼這些老病患要在夏季伏天裡進行治療呢？

冬病與夏治

「冬病」就是指冬天容易犯的病，常見的有肺氣腫、肺心病、氣管炎、風濕性關節炎、虛寒性腹瀉、慢性鼻炎、鼻竇炎等。這些病往往年年冬天都會犯，吃點藥，好一點，藥一停，就更厲害，很難根治。

說到「夏治」，我們先說幾句題外話，看過古裝片的朋友都知道，有人犯了死罪，皇帝大多會判他一個「秋後處斬」。斬就斬吧，為什麼要等秋後呢？這就反映出了古人「順應天時」的思想。春季草木勃發，夏季萬物繁盛，秋季秋風掃落葉，冬季一切歸於肅靜。春夏時一切都在生長，不是奪取生命的時候，等到了秋天，老天爺用秋風斬草木，皇帝爺就該用利刃斬人頭了，這有一個「天人感應」的說法在裡面。

而我們中醫也認為，夏季外界陽氣最旺，人體的陽氣也是最旺盛的時候，所以一些慢性病就在人體的陽氣抵擋之下減輕了；冬天外界陰氣重，人體的陰氣也重，抵抗力弱，慢性病就會嚴重起來。「冬病夏治」就是要在夏天人體陽氣旺盛的時候，用中醫診療手段將陽氣培養得更旺，到了秋冬，就能自然而然地抵擋疾病的侵襲了。

這裡說到了陽氣，可能很多朋友不知道陽氣究竟是指什麼。中醫的很多概念無法用具體的東西來形容，在中醫學說中，陰氣指的是構成人體基礎的一些東西，比如說堅固的骨骼、結實的肌肉等。而陽氣，則是一些捉摸不到的東西，它是熱的、明亮的、動感的，是能夠帶給人活力的東西。有的朋友時常有一些似病非病的症狀，比如特別怕冷，稍微有點風就覺得受不了；比如吃了東西不消化，總是囤積在胃部；比如每天沒精神，睡多少覺都睡不夠。而去醫院一查，並沒有什麼毛病，這大抵就是缺少陽氣了。像咱們北方，氣候偏於寒冷乾燥，就更容易造成人陽氣不旺。

用好「穴位貼敷」

「冬病夏治」就專門挑在夏天這個季節進行施治，一方面人體本身陽氣旺盛，另一方面由於天氣炎熱，人的毛孔都呈開放狀態，更容易吸收外貼的藥膏。「冬病夏治」的方法，主要是使用溫補陽氣的藥材，製成藥貼，貼於特定的身體穴位。這些穴位大多位於人體背部，因為人體背部為陽，能夠更好地刺激人體陽氣旺盛。藥貼應由入伏這天貼起（應該是每年的七月中旬開始），每十天貼一次，共貼三次即可。如果為了效果更好，可以在伏天來臨的前十天，就貼上第一貼，第二伏貼過後，等上十天再貼

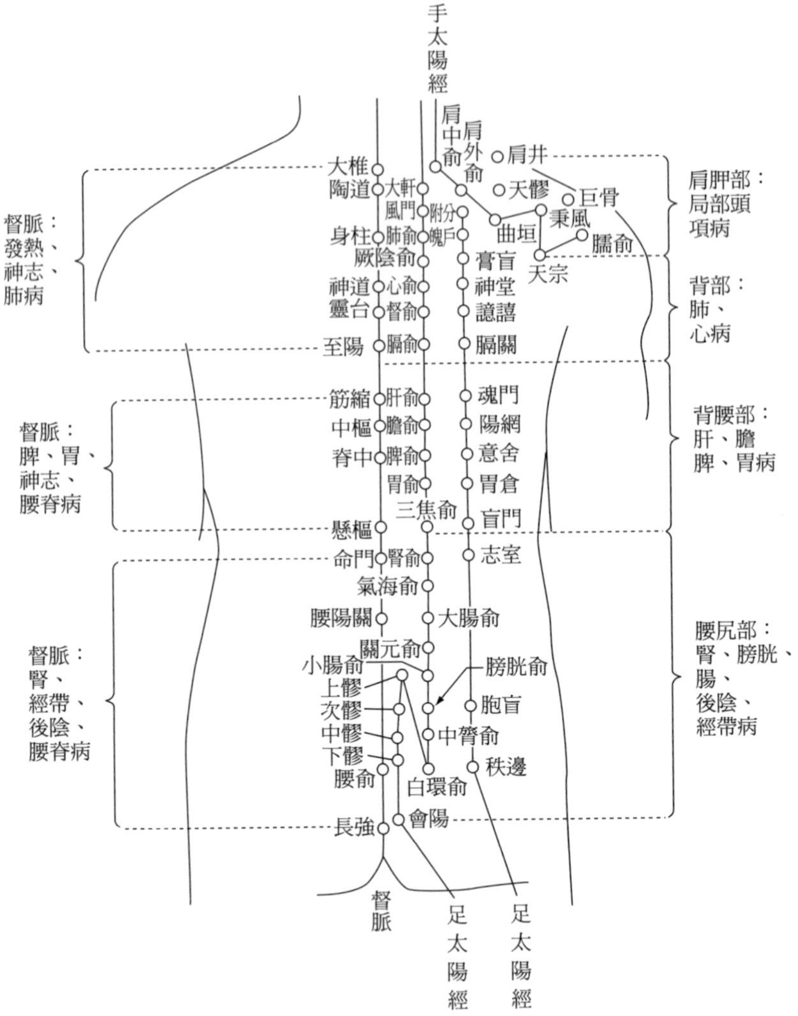

圖六　人體背部主要經穴圖

一次進行鞏固。這麼算來，一個夏天貼的就是五貼了。

貼上藥貼之後，藥貼下的皮膚可能會出現潰爛、流水等現象。遇到這種情況也別著急，這是人體自身的正常反應。只要把藥貼揭下，三四天自然就痊癒了。而痊癒後，形成的瘢痕剛好在穴位上，反而能對穴位造成更大的刺激，對身體更好。

藥貼療法古來有之，雖然簡單易行，但是變化多端。醫生在下藥時，會根據每個人體質的不同調配不同的藥方，再貼到特定的穴位上，所以絕非自己可以在家治療，而一定要找中醫大夫來診治。

另外，「冬病夏治」還有一些輔助治療手段，比如服湯藥、服丸藥、艾灸等。採用這些輔助手段的患者一定要在醫生的指導之下進行，千萬不可盲目自行採用，以免造成傷害。

「冬病夏治」這個觀念，古來就有，如今更是在廣大患者身上發揮著作用。所以有「冬病」的人千萬不要等到冬天犯病才著急，而是要提前調理。自己的身體，只有自己時時注意，才能獲得真正的健康。

除了「冬病夏治」，還應通過平時的食補進行調整。缺乏陽氣的人平時一定要多吃蔥、薑、蒜以及羊牛肉類等高熱量食物，以補充體質上的不足。

一天三次的懶人養陽功

太陽是外界陽氣的主要來源，是大自然最無私的奉獻與恩賜。所以，養陽氣最重要的方法就是曬太陽。人之陽氣和天之陽氣是息息相通的，曬太陽可以給人陽氣，給人朝氣。這就是將《易經》與《黃帝內經》中最深奧的道理轉化為最簡單的養生方法。陽虛的人要多曬太陽，陽不虛的人也要曬太陽，因為陽氣充足則可以抵制各種病邪的侵入。

第一個時間是早晨，當一輪金色的太陽，正在東方徐徐升起的時候，我們就出來，用兩個手的勞宮穴面對著太陽，做深呼吸，這樣可以養我們的心和肺。

第二個時間就是在中午，尤其是冬天的中午，是曬太陽最寶貴的時間。在曬太陽的時候，我們要把帽子脫掉，這樣沐浴陽光的時候，頭頂的百會穴就把陽氣吸進去了，這樣可以養腦；我們還可以轉過身，低頭，讓太陽光從風池穴進來，這樣陽氣可以貫通我們的督脈。借助上天的陽光，來補充人體陽氣。

第三個時間是傍晚，我們吃過晚飯後，也可以出去到外面，讓晚霞的餘暉再照耀我們一次，然後，一邊曬太陽，一邊用手握空拳，叩擊腎區。在背部，與肚臍正對著的地方就是命門，它是我們生命的火種，我們先天的陽氣就藏在這裡面，它再旁開差不多一拳，就是我們的腎俞。叩擊命門和兩個腎俞穴，再加上曬太陽，就可以在腎精值班的時候，把太陽的最後一點陽氣吸收到我們的腎裡面。

借助上天的陽光，來補充我們日漸減少的陽氣，這是保養陽氣的第一個方法。

還原晨練的真相

《易經》告訴我們一天之內有陰陽消長，這也可以引入我們的養生之中，合理順應大自然陰陽的消長，為我們人體所用，可以說是事半功倍。怎麼運用這陰陽消長理論養生呢？一天之中，早上的時候，太陽出來了，當太陽在上午逐漸升高的時候，自然界的陰陽是陽長陰消的，是陽氣增加多的時候。在這個時候就要以動養為主，多運

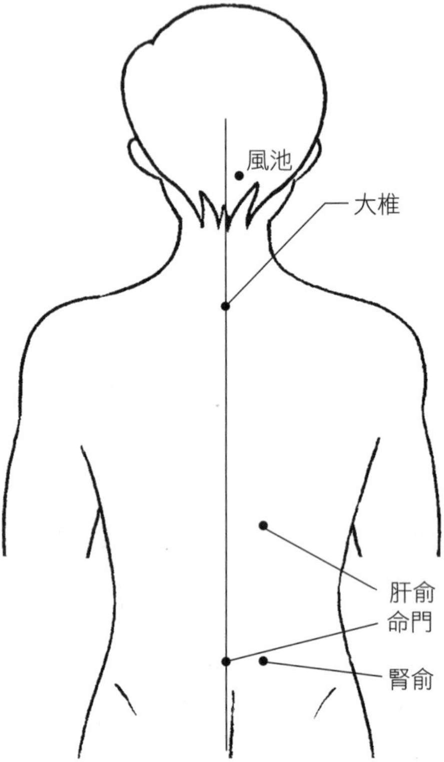

圖七　命門、風池穴

動。《易經》講「動則生陽」，特別是陽氣虛的人，在這個時候養陽要比其他時間效果都好。同樣，下午傍晚時，太陽慢慢下降，此時自然界的陰氣逐漸增加，陽氣逐漸減少，那麼我們就應該利用天時，進行靜養，「靜則生陰」，特別是陰虛的人，此時養陰是最佳時刻。這說明，我們養生，如果能夠順應大自然的規律，那麼就會事半功倍。

現代醫學研究說，早晨或上午進行鍛煉是非常不利於健康的，因為此時空氣污染比較嚴重。但是我們大可不必聽這種言論，按照《易經》「陰陽消長」的理論，上午應進行鍛鍊，多動，養陽氣。西醫會告訴我們上午劇烈運動會造成心腦血管病，其實按照中醫來講，心腦血管病中午才容易發作。現在有很多人說中醫養生不合理，不科學，其實恰恰相反，它的內涵很科學。它是和大自然的規律相結合的，通過大自然的陰陽來調整我們身體的陰陽。

勞逸結合則陽氣充足百病消

身體是革命的本錢，這道理大家都懂，但當真正意識到身體的重要性時，我想這時候大部分的人都已經是在補救而不是預防了。只有失去了才知道珍惜，只有在身體快垮掉時才曉得事業、金錢遠遠抵不上健壯之軀所帶來的快樂。讓我們看看如何透過勞逸結合，來充分保護我們自身的陽氣吧！

每個人都有可能「積勞成疾」

先說說過度勞累對我們身體的危害。經研究發現，工作過度緊張、缺乏足夠休息時間的人，容易出現生理疲乏和精神疲乏，產生一系列的勞累和疲倦症狀，這就是人體過度消耗陽氣，而陽氣又不能及時修復與補充的緣故。陽氣不足就會出現如體力下降、精神不集中、記憶力差、工作效率低；更嚴重的則會導致疾病的發生，如高血壓、冠心病、癌症、緊張性頭痛、偏頭痛等。

之所以會出現這樣的問題，是因為我們身體的陽氣不足，陽氣就不能推動血液暢通無阻地運行，在代謝的過程中產生的有害廢物，不能透過休息及時排除而堆積在體內，都會影響我們的身體健康，「積勞成疾」講的就是這個道理。所以說，勞逸結合是非常重要的。我們應該根據實際情況，在學習、工作過程中主動適時地安排休息，或者變換運動的方式，以緩解、消除單一性活動所造成的勞累。

四招教你「揪」出疲勞

1. 照鏡子：

識別疲勞的最簡單辦法是早晨起床後照鏡子。照鏡子首先要觀察一下自己的面色。有人比喻人的面色是健康的調色板，所以，觀察面色對自我保健有著非常重要的意義。一般而言，經過一個晚上的休息，疲勞應該消除，人會精力充沛，面色紅潤而且有光澤，這就說明健康狀況良好。如果有面色晦暗或者萎黃、口唇發紫、眼圈發黑等情況時，表示疲勞沒有消除，亞健康狀態已經發生，甚至過勞或疾病已經來到。這時應儘快設法進行自我調節，適當減輕工作量，增加休息時間並補充營養。

2. 觀察頭髮：

頭髮烏黑有光澤，說明健康狀況良好；頭髮蓬鬆、枯黃，表示營養狀況特別是鈣營養欠缺，或者有病。

3. 看舌苔：

觀察面色後，再看舌苔和舌質。觀看舌苔和舌質要張口，然後自然地將舌頭伸出口外，伸舌不要過分緊張，以免引起舌顏色改變，但又要充分暴露舌體。先看舌苔，依次從舌尖、舌中及舌根兩旁，再沿舌尖至舌邊觀察舌苔。一般說，正常的舌苔薄而均勻地分佈在舌面，中央稍厚。正常舌質的顏色呈淡紅，不淺不深（看多了慢慢體會，就掌握了）。如果舌質顏色發生改變，太紅或太淡時表示有病，應及時請醫生診治。

4. 自我感覺：

最後體會一下自我感覺，如果精神疲倦不佳、周身乏力、注意力不易集中、工作時容易出錯、頭昏、目眩、耳鳴、牙齦浮腫、口苦無味、吃東西不香甚至飯量減少等情況發生時，說明你疲勞沒有消除，亞健康狀態已經發生，甚至疾病已經出現。這時千萬不能再勉強挺下去，更不能亂服興奮劑、喝濃茶、飲咖啡，否則會像給疲憊的馬匹加鞭一樣，雖然可以強迫馬兒暫時快跑幾步，然而堅持不了多久，馬兒就會衰竭倒地。在過去相當長的一段時間裡，過分宣傳的「只要生命不止，就要衝鋒不止」，其實不是一種實事求是的科學精神，不應提倡。健康不能透支，如果不加重視，身體就會「秋後算帳」。

積極休息

關於休息，現在還有一種說法，就是「積極性休息」。何謂「積極性休息」呢？

打個簡單的比方，就是運動或者是娛樂。當然，這裡所說的運動和娛樂都必須要控制在一定的範圍之內，否則會適得其反。眾所周知，適當的運動和娛樂，可以使我們緊張的神經放鬆下來，並且有助於增強身體體質。

人們常常抱怨，太忙了，忙得失去了自己的方向，失去了該有的休息時間。的確，我們的身體每天都在不停地運轉，就像扭緊發條的時鐘。就算是機器，也是需要維護的，更何況我們的身軀肉體。但是，我們不能老是抱怨，有沒有想過自己的原因呢？畢竟主動權自始至終都掌握在你自己的手中。

也許在該休息的時候，我們正在外面逛街、上夜店；也許在該睡覺的時候，我們正在玩線上遊戲，殺得天昏地暗，也許……

這樣的假設還可以列出很多，然而屬於我們的身體只有一個。朋友們，醒悟吧！請不要再虐待你的身體了！

有人說，運動是預防疾病最有效的措施。專家介紹說，適當的運動鍛鍊確實有益於身心，可改善心血管功能，降低心腦血管疾病發生的危險。但運動要持之以恆，不能一曝十寒；要循序漸進，不能一蹴而就；要量力適度，不能勉為其難，否則容易弄巧成拙。尤其是中老年人，要根據自己的身體健康狀況以及季節變化來定，一般以感到舒適為宜。

再如，現在腰椎間盤突出症發病率越來越高，究其原因，不是動得太少，就是運動過度。從事會計工作的某女士，近來整日感覺腰酸背痛，腰直不起來，去醫院骨科就診，醫學影像檢查結果顯示為腰椎間盤突出症，醫生告訴她這病就是久坐引起的。

同時，近幾年來腰椎間盤突出症年輕化趨勢非常明顯。原因兩極分化：要不是因為過度運動造成損傷，就是因為長時不動如伏案工作、上網等，再加上坐姿不良，使腰椎間盤長期處於高壓狀態，導致發病機率大增。所以，我們要提倡積極休息的觀念。

過於安逸等於早衰早亡

常言道：「要活就要動。」中醫認為，動則升陽，陽氣升則血脈流暢無阻，病邪難滋生。但是，過度的運動，不僅不能升陽活動筋骨，反而加速陽氣的過度耗損，又導致多病纏身，因此，看待這樣的問題要用辨證的思路方法。其實，中醫傳統醫學早在兩千多年前就認識到了勞逸適度對身體健康的重要性。《黃帝內經・素問・宣明五氣論》中說：「久行傷筋，久立傷骨，久坐傷肉，久視傷血，久臥傷氣。」長期體力或腦力疲勞，會使氣血傷耗，出現氣短、睏倦、心悸、失眠、健忘等症，嚴重者甚至誘發急性心腦血管疾病。過度安逸也同樣致病，一個人在日常生活中，如果四體不勤，飽食終日，無所事事，就會氣血運行不暢，筋骨脆弱，脾胃消化功能衰退，抵抗力下降，精神萎靡，還可能繼發各種疾病，如肥胖、冠心病、高血壓、糖尿病等。

勞和逸都是人體的生理需要，勞逸適度，能夠使氣血調暢，形神兼備。《黃帝內經·素問·上古天真論》中有「食飲有節，起居有常，不妄作勞，故能形與神俱，而盡終其天年」的記載，可見勞逸適度符合養生之道。

養生學家主張勞逸結合，互相協調。或勞與逸穿插交替進行，或勞與逸互相包含，勞中有逸，逸中有勞。總之，只有勞逸協調適度才能保持健康。通俗些說就是，人既不能太忙太累，也不能太閒太逸。不用則退，不用則廢，太閒了會使人體的一些零件「生鏽」，甚至會使器官功能退化或老化；而太忙太累，負荷太重，又會使體能精力過耗透支，甚至發生嚴重虧損，這對身心健康很不利。

因此，過閒過累的生活工作方式，都有弊不可取。最好最科學的方法是，要勞逸結合，忙閒適度。正如孫思邈《備急千金要方．道林養性》所說：「養生之道，常欲小勞，但莫疲及強所不能堪耳。」

人人都會的養陽益壽泡澡功

在冬季有一個補充陽氣最好的方法，那就是每週到澡堂裡泡一或二次澡。這是為什麼呢？

泡澡的第一感覺就是身體發熱，也就是讓體溫升高了，體溫高了說明身體內的陽氣增多了。體溫增高以後，我們會感覺到身上暖洋洋的，臉上紅撲撲的，心情也很放鬆。這些都是體溫增高陽氣充足的表現。泡澡還有放鬆心情的作用，能使人心情舒暢。

在很多人看來，泡澡無非是去除身上灰塵污垢的方法而已，其實不然，它還有放鬆心情、解除疲勞、通經復元等多種功用。泡澡的作用是淋浴無法相比的：

1. 溫熱效果，促進血液循環。

2. 溫水（三十八至四十一度）刺激副交感神經，起到放鬆身體的效果；熱水（四十二度以上）刺激交感神經，使身心活化。

3. 水壓刺激血管和淋巴管，使血液和淋巴液的流動更加順暢。

4. 水的浮力作用能止痛。

5. 溫熱效果使白血球強化，增強了免疫能力。

6. 提高血栓溶解性，淨化血液。

你看，入浴有這麼多的功效，如果我們認為入浴的作用只是「洗淨身體的污垢」，那就太可惜了。泡在浴池裡，不僅可以洗淨身體各處的污垢，還能洗淨體內的污垢，增添人體的體溫與陽氣，使我們身心內外都煥然一新。

可以說，泡澡對於我們陽氣的增添與復元，具有重要促進作用，而陽氣的增添對於我們延年益壽是大有幫助的。

向食物討要生命力

在飲食調養方面，扶助陽氣的膳食及果菜類多有很好的療效，下面擇其重點進行列舉。讀者可根據自己的實際情況，進行選擇應用。

溫性蔬菜類

1. 生薑

最早記載生薑的書是《神農本草經》。生薑是我們所熟悉的食品和藥物，已有千餘年的應用歷史。東漢許慎在《說文解字》中解釋說：「薑作疆，禦濕之菜也。」我國的一些名人對薑情有獨鍾。春秋時大教育家孔子很懂得養生，據《論語》中記載「食不厭精，膾不厭細」，並且「每食不撤薑，不多食」。薑作為調味佳品，已是眾人皆知的了。王安石在《字說》中說：「薑能疆禦百邪，故謂之薑。」意思是說，生薑能防禦多種外邪的侵襲，可見薑治病療疾的藥用價值很高，被推崇為中藥之「將」。南宋理學大師朱熹在《論語．集注》中說：「薑能通神明，去穢惡，故不撤。」

在醫聖張仲景的醫書《傷寒雜病論》中，就多次應用生薑與其他藥物配伍，治療陽虛、感寒、嘔吐、腹痛、胃中不適等多種病症。

民間有諺語：晚吃蘿蔔早吃薑，不需醫生開處方。朝含三片薑，賽過喝參湯。冬有生薑，不怕風霜。

中醫認為生薑性溫，具有發散作用，同時還有止嘔吐的作用。現代研究證明其所含營養成分十分豐富。如每一百克生薑中含有水分八十七克，蛋白質一．四克，脂肪○．七克，碳水化合物八．五克，鈣二十毫克，磷四十五毫克，鐵七毫克，胡蘿蔔素○．一八毫克，維生素C四毫克，還有薑烯、薑酮、龍腦、硫胺素、核黃素、菸鹼酸等。

同時藥物研究發現，生薑具有解熱鎮痛、助消化、止嘔吐、抑菌殺蟲、抑制癌症等多種作用，因而可用生薑來治療風寒感冒、胃寒嘔吐，或受風寒而導致的咳嗽不止，或是經常肚涼腹痛腹瀉。生薑還有一個特殊的功效，這就是解魚蟹之毒，所以我們在吃魚蟹之時放些薑等調味料，不僅能調味，同時還有解除其毒性等多種作用。

2. 蔥

相傳神農嘗百草找出蔥後，便將其作為日常膳食的調味品，各種菜餚必加香蔥而調和，故蔥又有「和事草」的雅號。現代人對蔥的應用有過於古人，可以說每天每家燒菜都不會少蔥，少了蔥就覺得無法做菜。

在廣西合浦等地流行歲時「食蔥聰明」的飲食風俗，指的是每年農曆六月十六日夜，家人入菜園取蔥給小孩子們食用，說食後能「聰明」。蔥與聰字是同音字，取食物食用以助聰明，而用其通陽氣以助小孩子生長，也真的充滿哲理與現代意義。

其實，早在漢代張仲景的《傷寒雜病論》中，就應用蔥做藥物。將其加入通脈四逆湯中，以取其「通」上下、助陽氣的功用，可謂是蔥雖小而功效真大，還可救病人於危難之中。

蔥不僅食療價值極高，而且營養豐富，如每一百克含水分九十克，蛋白質二·五克，脂肪〇．三克，碳水化合物五．四克，鈣五十四毫克，磷六十一毫克，鐵二．二毫克，胡蘿蔔素〇．四六毫克，維生素C十五毫克。此外，還含有原果膠、水溶性果膠、硫胺素、核黃素、菸鹼酸和大蒜素等多種成分。

蔥不僅能發汗解表、散寒通陽，還能治療風寒感冒輕症，外用還治療癰腫瘡毒等。現代研究還發現，蔥具有解熱、祛痰、促進消化吸收、抗菌、抗病毒、防癌抗癌等多種功用。

3. 辣椒

辣椒在中國四川、湖南等地，可以說是必不可缺少的調味食物，這不僅與當地的地理環境有關，同時還與民俗民風有關。故此民間有諺語：「無辣不欲食，無椒不成餐。」在我國少數民族拉祜族有「辣椒待客」的禮俗。拉祜族人嗜食辣椒，每菜必辣。當地有俗語稱謂：「拉祜人的辣子，漢人的油。」把辣椒視為待客不可缺少的美食。

當今大小城市的餐館，以四川與湖南的最有特色，其特色之一就是紅色辣椒多，而且極辣，一般人是不能承受的。記得有一年我到四川成都市出差，吃炸醬麵，炸醬是辣椒做成的，我是一個極能吃辣椒的人，可四川的辣椒辣得我一碗麵條沒有吃完。但是有一點，辣椒對我的胃寒卻是有好處的。

辣椒的熱性，不僅能健脾胃、祛風濕，而且還能治療因寒而引起的消化不良、風濕腰肌痛等毛病。同時，辣椒所含營養成分極為豐富，如每一百克辣椒含水分八十五・五克，蛋白質一・九克，脂肪〇・三克，碳水化合物十一・六克，鈣二十毫克，磷四十毫克，鐵一・二毫克，胡蘿蔔素一・四三毫克，維生素C一百七十一毫克。此外，還含有硫胺素、核黃素、菸鹼酸、蘋果酸、檸檬酸和辣紅素等成分。

現代研究發現，辣椒還有解熱、鎮痛、預防癌症、增加食欲、降脂減肥等多種功效。特別是減肥，因為辣椒是辛溫之性，而胖人多餘的是脂肪，這些脂肪按中醫理論上理解，應該是屬於痰濕之邪氣，而辣椒辛溫化濕通陽之性，正好可以消除這些多餘的濕氣，故胖人吃辣椒可以說是一舉兩得之好事。

4. 芫荽

芫荽又名胡荽、園荽、香荽、香菜。相傳張騫出使西域，始攜胡荽種歸，故名胡荽。胡荽傳自西域，實為伊朗語的音譯。芫荽香美可食，為「道家五葷之一」。芫荽性溫，味辛，入肺、胃經。每一百克芫荽中含有水分八十八．三克，蛋白質二克，脂肪〇．三克，碳水化合物六．九克，鈣一百七十毫克，磷四十九毫克，鐵五．六毫克，胡蘿蔔素三．七七毫克，維生素C四十一毫克，還含有硫胺素、核黃素、菸鹼酸、正癸醛、芳樟醇、二氫芫荽香豆精、異香豆酮A、異香豆酮B和香柑內酯等。

食用芫荽有和胃消食下氣、醒脾調節中氣的作用。因為芫荽辛香升散，能促進胃腸蠕動，增進食欲，對於脘腹脹滿、不欲飲食者，可用鮮芫荽一百克，麵條三百至五百克，紅辣椒一根，用雞湯或牛肉湯一千五百毫升燒開後放入麵條，麵煮至八九分熟後，入芫荽、紅椒絲、精鹽少許，芫荽入味即可起鍋食用。也可用鮮芫荽一百克，鮮豬肝二百五十克，生薑適量，豬肝洗淨切片，生薑切碎，將油燒熱加水五百毫升，燒開後加入豬肝、生薑，豬肝將熟時入芫荽、精鹽即可。《本草綱目》曰：「胡荽辛溫香竄，內通心脾，外達四肢，能避一切不正之氣。」

有文獻資料記載，芫荽提取液具有顯著的發汗、清熱、透疹的功能，其特殊的氣味能刺激汗腺分泌，促使機體發汗、透疹。如麻疹水痘的初期，透出不暢時，可服用芫荽湯。由於芫荽性溫，如果是因為熱毒壅盛而非風寒外來所致的疹出不透者忌食。

另有實驗研究，芫荽子可降低小鼠鏈佐黴素誘發之糖尿病的高血糖值，降低體重消失率，它不影響血漿胰島素的降低，能有效地阻止小鼠鏈佐黴素誘發之糖尿病的發展。

5. 大蒜

歷史傳說，古代華佗見一人病噎，食不得下，令取餅店家榨大蒜二升飲之，立吐蛔蟲若干，病人將蛔蟲懸於車上，到華佗家，見壁上有蛔蟲懸掛數十餘條，乃知其奇。又據《南史．褚澄傳》載說：一個叫褚澄的大夫有非常好的醫術，在建元這一年中，他任吳郡城中州府太守。一天百姓中一個叫李道念的有公事到郡府，褚澄看見這李道念之後說：「你有重病在身？」他回答說：「我有老病冷痛，已有五年，經很多醫生看後治不好。」褚澄為他診脈，並說：「你患病不是吃冷熱所引起的，而是吃生雞蛋所造成的。」於是，取蒜汁一升煮後讓他吃了，開始一服，就吐了一地，並有一個有痰涎裹著的東西，切開一看，確實發現裡面有小雞，已經像雞一樣有翅膀、爪子、羽毛等。

從上述可以看出，大蒜具有很好的治病作用。同時，大蒜的保健作用也越來越受到人們的重視，如現代研究應用的大蒜素注射液，可用來治療各種感染，具有和抗生素一樣的強大作用。因此，當代不少專家學者均認為，大蒜是天然的抗生素，而且是無毒副作用的抗生素。研究證明，大蒜具有消炎殺菌、降血脂、抗動脈硬化、預防腫瘤、抗癌等多種功效。

我們夏天每當吃涼菜的時候，就常用大蒜作為調味品，其實也是為防止吃涼菜引起胃腸炎等情況發生，這是中國人在吃上的一大發明，可謂是既調味又防病，一舉兩得。現代人也常把大蒜作為消腫、解毒、殺蟲之品用，用來治療身上長瘡、痢疾及肚子有蟲等。現在還發現大蒜營養豐富，如每一百克大蒜含水分六十九·八克，蛋白質四·四克，脂肪〇·二克，碳水化合物二十三·六克，鈣五毫克，磷四十四毫克，鐵〇·四毫克，維生素C三毫克。此外，還含有硫胺素、核黃素、菸鹼酸、蒜素、檸檬酸以及硒和鍺等微量元素。

6. 韭菜

韭菜在我國食用的歷史悠久。如唐代大詩人杜甫說「夜雨剪春韭，新炊間黃粱」。宋代大詩人蘇東坡有讚詩說「漸覺東風料峭寒，青蒿黃韭試春盤」。

由此可見，韭菜是我國古代文人墨客很喜歡稱頌的菜類。特別是其所結之子，即韭菜子，是一味壯陽益腎中藥。同樣，韭菜也具有良好的壯陽助陽作用。中醫認為，韭菜能補腎益胃，可充肺氣，散瘀行滯，安五臟，行氣血，止汗固澀，平呃逆等。可用來治療陽痿、早洩、腹中冷痛等多種病症。與此同時，韭菜還有一種特殊的功效，就是吞食針類或幣類異物後，吃稍熟的韭菜配香油，可以纏住異物而利於排出體外。

現代研究發現，韭菜還具有豐富的營養。如每一百克韭菜中，含有蛋白質二．一克，脂肪〇．六克，碳水化合物三．二克，鈣四十八毫克，鐵一．七毫克，胡蘿蔔素三．二一毫克，硫胺素〇．〇三毫克，核黃素〇．〇九毫克，抗壞血酸三十九毫克。還含有揮發性物質硫代丙烯，以及殺菌物質甲基蒜素等，其維生素及粗纖維含量也很高。陽虛怕冷的病人出現大便秘結者，食用大量的韭菜後，既補陽又可通便。

7. 茼蒿

歷史傳說，杜甫一生流離顛沛，疾病相襲，他在四川夔州時，肺病嚴重，眼花耳聾，生活無著，於是在五十六歲時離開夔州，到湖北公安，當地人民做了一種菜給心力交瘁的杜甫食用，用茼蒿、臘肉、糯米粉等製成，杜甫食用後讚不絕口。為紀念這位偉大的詩人，後人便稱此食為「杜甫菜」。可見，在我國食用茼蒿有非常悠久的歷史，而且在諸多的醫書，如《備急千金要方》、《日用本草》等書中都已有明確記載，茼蒿具有補肝腎、縮小便、寬中利氣等作用。

現代研究發現，茼蒿營養豐富，如每一百克茼蒿中含水分九十五・八克，蛋白質〇・八克，脂肪〇・三克，碳水化合物一・九克，膳食纖維〇・六克，礦物質〇・九克，胡蘿蔔素〇・二八毫克，維生素B_1〇・〇一毫克，維生素B_2〇・〇三毫克，菸鹼酸〇・二毫克，維生素C二毫克，鈣三十三毫克，磷十八毫克，鐵〇・八毫克，鉀二百零七毫克，鈉一百七十二毫克，鎂十九・六毫克，氯二百四十毫克。另含絲胺酸、天門冬素、蘇胺酸、肉胺酸等。同時還發現，茼蒿有消食開胃、通便利腑、清血養心、潤肺化痰、利小便、降血脂等多種功效。

8. 洋蔥

洋蔥在我國具有很久的食用歷史。如在《齊民要術》中就指出，洋蔥有好幾種，而《食療本草》中說洋蔥具有藥用與食療價值，特別是在《嶺南雜記》一書中描述極為詳細：「洋蔥，形似獨顆蒜，而無肉，剝之如蔥，縷切如絲，玲瓏滿盤，味極甘辛。今攜歸二顆種之，發生如常蔥，至冬而萎。」在宋代，朱熹對洋蔥大加讚賞，在

《蔥》詩中說到：「蔥湯麥飯兩相宜，蔥補丹田麥療饑。莫謂此中滋味薄，前村還有未炊時。」

現在一般家庭中，洋蔥是個備用菜，因為它保鮮的時間長，而且什麼時間食用都行，不管是生食或是配菜，都是極好的蔬菜。特別是現代研究認為，洋蔥具有發散風寒、消食化肉、降壓降脂、提神健體、解毒防癌等多種作用。同時，洋蔥還有豐富的營養成分，如每一百克含水分九十一．六克，蛋白質一．六克，膳食纖維〇．五克，鈣十二毫克，磷四十六毫克，鐵〇．六毫克，胡蘿蔔素一．二毫克，菸鹼酸〇．五毫克，碳水化合物六．三毫克。另外還含有蔥蒜素、硫化丙烯等。

洋蔥不僅具發散風寒、溫中通陽、消食化肉、提神健體、散瘀解毒等功用，特別是其降脂作用可靠，受到很多人的喜愛。生洋蔥可作為配餐，達到膳食保健目的。

9. 南瓜

在中國的江南地區，每逢立春，家家吃南瓜，以示迎春。一些文人雅士會在快要成熟的小巧「桃南瓜」表皮刻上詩文或圖案，隨著瓜的成熟，瓜皮上便留下了美麗的圖畫和詩文，把它擱置於案頭，可增添生活情趣。

我國湖南邵陽地區一個苗族村，村民們世世代代有常吃南瓜的飲食習慣。衛生部門在調查時發現，這個村居民患貧血病極少。原來南瓜不僅含有豐富的醣類、澱粉、脂肪和蛋白質，更重要的是含有人體造血必需的微量元素鈷和鋅。其中鈷是構成血液中紅血球的重要成分之一，鋅直接影響成熟紅血球的功能。看來，民間流傳「南瓜補血」確有一定的科學道理。

無獨有偶的是，在河南省南部駐馬店地區，特別是京廣鐵路以東的幾個縣，到了秋冬季節，家家戶戶都有吃南瓜的習慣，而且歷史很久。筆者就生活工作在這個地區，所以也有吃南瓜粥、南瓜湯的習慣。南瓜營養豐富，如每一百克南瓜中含蛋白質〇・六克，脂肪〇・一克，碳水化合物五・七克，膳食纖維一・一克，礦物質〇・六克，鈣十毫克，磷三十二毫克，鐵〇・五毫克，胡蘿蔔素〇・五七毫克，核黃素〇・〇四毫克，菸鹼酸〇・七毫克，抗壞血酸五毫克。此外，還含有瓜胺酸、精胺酸、天門冬素、葫蘆巴鹼、腺嘌呤、葡萄糖、甘露醇、戊聚糖、果膠等。

南瓜食療作用好，可解毒、保護胃黏膜、幫助消化、消除致癌物質、促進生長發育等，是一味不可多得的保健食品。

其實，南瓜的藥用價值也受到歷代醫家的重視，如明代李時珍的《本草綱目》中就記載南瓜能補中益氣，同時，其他的中草藥書記載南瓜還有解毒殺蟲的作用。如農村過去常見的絛蟲病，就是以吃南瓜子來打蟲，而且效果顯著。

溫性瓜果類

1. 桃子

民間曾說過：「王母甘桃，食之解勞。」在《西遊記》中，孫悟空大鬧王母娘娘蟠桃盛宴，這些仙桃是給天上神仙吃的，而孫悟空卻吃了精光，並且還把桃樹也給拔掉了。你想，天上的神仙把吃桃看成是成仙重要的一個環節，說明桃子的食療作用有多麼的大。中醫認為桃子具有生津、潤腸、活血、消積等作用。在民間，每當給老年人拜壽時，就是做一個很大的桃樣食品，這裡面有長壽之寓意。

現代研究發現，桃子所含營養非常豐富，如每一百克桃子中含蛋白質〇．八克，脂肪〇．一克，碳水化合物七克，膳食纖維四．一克，礦物質〇．五克，鈣八毫克，磷二十毫克，鐵一．〇毫克，胡蘿蔔素〇．〇一毫克，硫胺素〇．〇一毫克，核黃素

○・○二毫克，菸鹼酸○・七毫克，抗壞血酸六毫克，還含有揮發油、有機酸、維生素（A、B、C）等。有機酸中主要為蘋果酸和檸檬酸，糖分中有葡萄糖、果糖、蔗糖、木糖，並含鉀二百五十二毫克，鈉○・七毫克，鎂十二・九毫克，氯二・二毫克。而現代的藥理研究，則證明了桃子具有抗凝、抗貧血、抗肝纖維化、止咳平喘、防癌抗癌、利尿通淋等多種功效。

2. 石榴

石榴長熟的時候，會自己裂口，不少的文人墨客，對此作詩文大加讚賞，如清代吳偉業的《石榴》頌中說到「五月華林宴，榴花照眼來。百株當戶牖，萬火照樓臺。綠帳垂羅袖，紅房出粉腮。江南逢巧笑，齲齒向人開」。記得小時候，我們家院裡有兩棵石榴樹，每到秋天石榴長熟而又掛在樹上，真的好看極了，特別想吃的時候，就順手摘下一個，裡面晶瑩的石榴子，真的好吃又好看。

中醫認為，石榴具有生津止渴、收斂固澀、止瀉止血之作用。同時，還發現其營養豐富，如每一百克石榴中含水分七十六・八克，蛋白質一・五克，脂肪一・六克，碳水化合物十六・六克，熱量八十八千卡，膳食纖維二・七克，鈣十一毫克，磷一百零五毫克，鐵〇・四毫克，抗壞血酸十一毫克，此外，還含有蘋果酸和檸檬酸等。同時還發現，石榴藥用價值也很大，有廣泛抗菌、收斂澀腸、驅蟲殺蟲、止血明目等多種作用。民國時候的名醫張錫純先生，就擅長應用石榴為藥引子，治療長期腹瀉，效果顯著。

3. 橘

橘子一年四季都可吃到，是大眾喜愛的水果之一。人們之所以喜歡食之，這是因為橘子具有開胃消食、理氣化痰之功效。它還有一個最大的功用，就是解酒。對於喝醉酒而胃中不舒服的人，可謂是一舉兩得，既解酒又健胃。所以，唐代大詩人孟浩然有《庭橘》讚詩曰：「明發覽群物，萬木何陰森。凝霜漸漸水，庭橘似懸金。女伴爭攀摘，摘窺礙葉深。並生憐共蒂，相示感同心。」

在我國不少的藥書記載中，橘子具有良好的藥食同療之功用。現代研究發現，橘子不僅具有開胃理氣、化痰止咳平喘的作用，還有顯著抗炎、抗過敏、降壓、降脂及防止動脈硬化的作用。同時，其營養成分也極為豐富，如每一百克橘子中含水分八十五・四克，蛋白質〇・九克，脂肪〇・一克，碳水化合物十二・八克，熱量五十六千卡，膳食纖維〇．四克，礦物質〇．四克，鈣五十六毫克，磷十五毫克，鐵〇．二毫克，胡蘿蔔素〇．五五毫克，硫胺素〇．〇八毫克，菸鹼酸〇．三毫克，抗壞血酸三十四毫克，鉀一百九十九毫克，鈉一．四毫克，鎂十三．九毫克。

4. 木瓜

相傳春秋時期，王霸爭雄，時狄國較衛國強大，衛國君被打敗，沿通糧河道而逃，被齊桓公相救，並封之以地，贈之以車馬器服等。衛國人十分感激，於是做歌曰「投我以木瓜，報之以瓊琚」。這句話的意思是說，衛國君此時無力以報，只是表示永遠與齊國相好之意，故衛國與齊國結成聯盟。故此，《詩經》對此事讚賞曰：「木瓜，美齊桓公也。」即是說木瓜傳齊桓公美名永芳千古。可見，木瓜在我國不僅有食用、藥用，而且在人們的生活中也作為美好的象徵。故此，有諺語說：梨百損一益，木瓜百益一損。

木瓜在我國具有悠久的食用歷史，其不僅有消食、驅蟲、清熱、祛風之作用，現代研究也證明，木瓜具有健脾消食、抗癆殺蟲、通乳抗癌、補充營養、提高抗病能力、抗痙攣等多種作用。同時，木瓜營養豐富，如每一百克木瓜中含水分九十二．二克，蛋白質〇．四克，異白胺酸十四毫克，白胺酸二十毫克，離胺酸九毫克，苯丙胺酸十九毫克，酪胺酸六毫克，纈胺酸十七毫克，天冬胺酸一百五十七毫克，麩胺酸三十八毫克，蘇胺酸十一毫克，甘胺酸十七毫克，精胺酸六毫克，組胺酸十八毫克，丙胺酸十七毫克，脯胺酸九毫克，絲胺酸十二毫克，碳水化合物七克，脂肪〇．三克。此外，還含有番木瓜蛋白酶等成分。

5. 杏

在中醫界，素有杏林的傳說。相傳三國時期，董奉隱居廬山，為人治病不收錢，但使病癒者植杏樹若干，積年治癒者無數，得杏樹十萬餘株，蔚然成林，後人遂以「杏林春暖」、「譽滿杏林」等頌醫者的醫術高明。

小的時候，我們不僅吃杏，還吃帶有甜味的杏仁。現在知道，杏仁還可入藥，具有通便活血、潤肺化痰、止咳定喘、潤腸通便等作用，同時還發現，杏營養成分豐富，如每一百克杏中含有碳水化合物十一．一克，蛋白質一．二克，鈣二十六毫克，磷二十四毫克，鐵〇．八毫克，胡蘿蔔素一．七九毫克，硫胺素〇．〇二毫克，核黃素〇．〇三毫克，菸鹼酸〇．六毫克，另含檸檬酸、蘋果酸、兒茶酚、茄紅素、黃酮類、糖類、杏仁油及各種胺基酸等。杏不僅營養豐富，還具有抗癌、保護視力、補充營養等多種作用。

6. 核桃仁

傳說核桃出自羌胡，因此核桃又稱為胡桃。漢代時張騫出使西域始得此種，攜歸後植於中原。其果外有青皮肉包裹，其形如桃，故曰胡桃。此果果肉油潤香美，十分珍稀名貴，古代僅做貢品供皇帝食用，故古時稱其為「萬歲子」。唐代李白曾有詩讚賞胡桃，如《白胡桃》中說：「紅羅袖裡分明見，白玉盤中看卻無。疑是老僧休念誦，腕前推下水晶珠。」

在中醫的諸多藥書之中，已經把核桃仁作為一種藥品使用，認為核桃具有補腎固精、溫肺定喘、潤腸通便等多種作用，可見其藥食價值都是很受人重視的。現代研究還發現其具有補虛強體、提供營養、消炎殺菌、養護皮膚、防癌抗癌、健腦防老，以及淨化血液、降低膽固醇等多種保健作用。同時，臨床上還發現，核桃仁具有溶石排石作用，特別是對於腎結石作用顯著。對於一些老弱病殘、體弱陽虧之人，一般的排石藥是無法起效的，而服食核桃仁，則可達排石益腎之雙重目的與作用。其強腦作用近些年也受到人們的重視，你看，核桃仁分開以後，其形態與大腦兩半球是多麼的相似，故中醫認為其補腦強身之作用來源於此。

核桃仁營養豐富，如每一百克核桃仁中含水分三克，蛋白質十九・六克，脂肪六十九克，碳水化合物五・四克，膳食纖維一・一克，礦物質一・九克，鈣四十三毫克，胡蘿蔔素〇・一六毫克，硫胺素〇・三毫克，核黃素〇・一六克，菸鹼酸一・七毫克，鉀五百三十六毫克，還含有豐富的胺基酸等營養成分。在超市裡我們可以看到多種可口的核桃仁食品，適用於體弱陽虧之人服用。

溫補藥膳類

1. 當歸生薑羊肉湯

【材料】當歸十五克，生薑三十克，羊肉二百五十克，食鹽適量。

【做法】將當歸、生薑、羊肉切片，和食鹽放入瓦鍋內，加水六百毫升，小火燉熟即可食用。

【食譜釋義】該湯具有溫補心陽之功效。方中羊肉具有溫補之性，性溫而大補陽氣，配合當歸養血和血，生薑辛性而溫，具有溫陽之性。特別是重用羊肉，強調其溫補之性，加當歸、生薑則助溫和之性，生薑的辛溫之性擅通行上面，故溫補上焦心肺之陽氣，適合陽虛無力之人食用。

2. 青皮牛肉湯

【材料】青橘皮三十克，牛肉二百克，生薑十克，大蒜、蔥、食鹽等適量。

【做法】將牛肉洗淨切片，生薑切片，與青橘皮一起放入鍋內，加清水一升煮湯，加入調料調味，即可食用。

【食譜釋義】該湯具有理氣解鬱、益腎壯陽之作用。特別是牛肉一味，歷來被人們推崇為溫補之佳品。但溫補之品多有壅滯之弊病，而加入青橘皮，性溫而善行氣，與牛肉為極佳的配伍，既溫補陽氣，又開胃消食，適用於一切陽虛體弱之人。

3. 三腎湯

【材料】豬腎一百二十克，牛腎二百克，羊腎一百克，附片十克，生薑五十克。

【做法】將豬腎、牛腎、羊腎洗淨後，加附片、生薑入砂鍋，並加清水、調料食鹽適量，上火煨燉半小時，熟後即可食用。

【食譜釋義】該湯具有補腎壯陽、健脾益氣之作用。中醫認為以臟補臟，也就是說吃動物的什麼內臟即可補充人體的內臟，故此三腎都是腰子，即具有溫補腎之陽氣作用。特別是加入附片、生薑之辛熱之品，更助入腎壯陽之作用，故此，該湯適用於一切陽弱體虛之人。

4. 蝦馬童子雞湯

【材料】蝦仁二十克，海馬十克，童子雞一隻。

【做法】將蝦仁與海馬用溫水洗淨，泡十分鐘後放在殺好、去毛並洗淨內臟的童子公雞上，加蔥與薑片少許，入砂鍋內上火煮熟肉爛，即可食用。

【食譜釋義】該湯具有溫腎壯陽、益氣補精之作用。特別是童子雞一味，具有微溫之性，而海馬、蝦仁都是溫性之品，並能壯陽益腎，且三者配伍一起則壯陽溫補之性更佳，適用於一切陽虛體弱之人。

◎溫補菜餚類

1. 核桃仁炒韭菜

【材料】核桃仁五十克，韭菜、香油。

【做法】核桃仁五十克，先以香油炸黃，後入洗淨切成段的韭菜、翻炒，調以食鹽，佐餐隨量食用。

【食譜釋義】該菜餚具有補腎助陽之作用。特別是核桃仁與韭菜二味，都具有溫補之性，且滋補作用顯著，是極佳的配伍搭檔，該菜餚適合一切陽虛體弱之人食用。

2. 韭菜炒蝦仁

【材料】韭菜二百五十克，鮮蝦仁一百克。

【做法】用油鍋先將韭菜炒好，然後將鮮蝦仁放入鍋內再炒片刻，加少許胡椒粉、食鹽、蔥、薑片等調料，炒熟後即可食用。

【食譜釋義】該菜餚具有溫壯腎陽、溫中散寒、健胃提神等作用。特別是蝦仁一味，本身具有溫性而擅壯腎陽，借助韭菜通陽益腎之功用而溫壯元陽的作用進一步加強，該菜餚適合一切陽虛體弱之人食用。

3. 肉蓯蓉燉羊腎

【材料】肉蓯蓉三十克，羊腎一對，胡椒、味精、食鹽各適量。

【做法】先將肉蓯蓉切片備用。將羊腎去除筋膜洗淨，與肉蓯蓉一起放入砂鍋內，加清水適量，文火燉熟。將燉熟的羊腎倒入碗中，加胡椒、味精、食鹽少許，調味後即可食用。

【食譜釋義】該菜餚有補腎益精壯陽之作用。肉蓯蓉是一味溫潤補陽之佳品，加入羊腎乃為腰子，中醫有以臟補臟之說，而該二味助陽入腎，配伍合理，該菜餚適用於一切陽虛體弱之人。

4. 蝦米煨羊肉

【材料】羊肉二百克，蝦仁二十五克，生薑十克，食鹽及調料適量。

【做法】將羊肉洗淨切塊，蝦仁洗淨，加一升水，一起入油鍋中煮湯，待肉爛熟時，調入作料，即可食用。

【食譜釋義】該菜餚具有壯陽益腎、補血填精之作用。該菜餚中羊肉性溫大補，蝦仁易動壯陽，二味合用，則助陽益腎之作用進一步加強。故此，該菜餚適合一切體弱陽虧之人食之。

溫補藥粥類

1. 韭菜粥

【材料】新鮮韭菜三十至六十克，或用韭菜籽五至十克，粳米六十克，細鹽少許。

【做法】取新鮮韭菜，洗淨切細（或取韭菜子研為細末）。先煮米為粥，待粥沸後，加入韭菜或韭菜子細末、精鹽，同煮成稀粥。即可食用。

【食譜釋義】韭菜或韭菜子為壯陽之品，加入米粥裡面，等於把粥的性質變化成了溫補之性，該粥適合一切體弱陽虛之人食用。

2. 肉桂粳米粥

【材料】肉桂十克，粳米一百克，白砂糖十克。

【做法】將肉桂研成細末，再將粳米、白砂糖共放入砂鍋內，加水一升煮為稀粥，然後將肉桂末調入粥中，改用小火，再稍煮沸片刻，即可趁熱食用。

【食譜釋義】該藥粥具有溫中和胃止痛之作用。因肉桂性溫而熱，具有補元通經活血之作用，加入粥中後，即把粥的性質變成了溫補之性，該粥適合一切體弱陽虛之人服用。

3. 附子粥

【材料】制附片三至五克，乾薑一至三克，蔥白十克，粳米一百克，紅糖十五克。

【做法】將附片、乾薑研為細末。將粳米加水一升煮粥，煮開後，加入藥末及蔥白、紅糖同煮為稀粥，分次溫熱食用。

【食譜釋義】該粥具有溫腎助陽之作用。特別是粥中加入附片、乾薑以後，等於把一盆火注入了米粥之中，又加入了蔥白與紅糖，一個通陽氣，一個溫養身體，將粥飯變成一鍋溫補腎陽的大藥粥，該粥適合一切陽虛體弱之人服用。

4. 桂漿粥

【材料】肉桂三克，粳米一百克，紅糖十克。

【做法】將肉桂與粳米一道加水一升，煎煮成粥，調入紅糖，即可食用。

【食譜釋義】該粥具有溫陽益腎之作用。肉桂為性溫之品，紅糖有溫補之性，二者加入到粥裡面，等於把粳米的性質變成了溫補之性，該藥粥適合一切陽虧體弱之人服用。

5. 人參桂心粥

【材料】人參粉三克，桂心粉五克，粳米一百克，紅糖十五克。

【做法】將粳米淘淨後，與人參粉、桂心粉一同放入砂鍋內，加水適量，然後將鍋置武火上燒開，移文火上熬熟，再把紅糖放入已熟的粥中，攪拌均勻即可食用。

【食譜釋義】該粥具有益元氣、補心陽之作用。人參補氣助元，肉桂辛溫通心陽作用顯著，加之紅糖溫補之性，形成了溫補心陽之功用，該藥粥適用於一切心陽虛弱之人，即氣短懶言、動則氣喘乏力者。

溫補藥酒類

1. 鹿茸酒

【材料】鹿茸（嫩，去毛，切片）三十克，山藥末三十克，低度白酒或紅酒五百克。

【做法】將上述鹿茸與山藥，用紗布包裹，放入五百克酒中，浸泡七天後，即可少量飲用。

【食譜釋義】該藥酒具有溫腎壯陽之作用，同時也不傷及人體陰津。因鹿茸溫補與酒的辛熱之性易動升陽，但山藥可制約其動熱過度之弊病。因此，適用於一切男性性功能低下者，一般陽虛體弱之人也可服用。

2. 明蝦酒

【材料】新鮮大明蝦一對，六十度白酒二百五十毫升。

【做法】大明蝦置大口瓶或瓷罐中，加入白酒密封浸泡一週。每天可隨量飲用，也可佐餐。酒盡時，烹食明蝦分頓食用。

【食譜釋義】該藥酒具有辛竄走動之性，可助男人的陽氣，尤其是可助性功能，但飲用千萬不能過度，防止過則傷正。

3. 巴戟牛膝酒

【材料】巴戟天一百克，懷牛膝一百克，米酒二升。

【做法】將巴戟天和懷牛膝泡入酒內，密封半個月，即可食用。

【食譜釋義】該藥酒具有溫腎陽、健筋骨、祛風濕之作用。適合陽虛體弱，伴有關節酸痛、腰膝不利者服用。

4. 海馬酒

【材料】海馬三十克，米酒二升。

【做法】將海馬浸入米酒中，密封一個月，即可飲用。

【食譜釋義】該藥酒具有溫陽益腎之作用。海馬本身具有助腎陽之功用，加之米酒的溫動之性，故而男性性功能低下者服用，效果良好。

5. 二仙酒

【材料】仙茅六十克，仙靈脾（淫羊藿）六十克，白酒五百克。

【做法】將仙茅與仙靈脾裝入紗布袋中，置酒罈內，加入白酒後，蓋上蓋，密封浸泡三天後即成。每晚睡前服用十至十五毫升。

【食譜釋義】該藥酒具有補腎壯陽、強筋健骨、祛風除濕、止咳平喘之作用。仙茅、仙靈脾二味中藥，俗稱為二仙，具有溫腎壯陽之作用，加之酒的溫動之性，更使二仙藥物發揮作用，故此對於陽虧體弱者一切病症，均可有效進行調整，但均不能過量，防止過則傷正。

慢太極，快健康

三國時期的名醫華佗創編的《五禽戲》裡面有一句至理名言：「動搖則穀氣消，血脈流通，病不得生。」即人只要動一動，搖一搖，就氣血流通，百病不生了。學五禽戲的人都知道這句話，卻不知道這句話的真正含義。其實動搖正是對「動則升陽」最好的詮釋。

現代社會是以腦力勞動為主體的，人們大多動搖的是精神，不動的是身體。上班時坐在辦公室裡，出門就坐車，回家又坐在沙發上看整晚電視，一天絕大多數時間都是坐著的，不動則陽氣不得升發，氣血都瘀滯了，常此以往身體怎能不病呢？動搖精神損耗的是我們的陽氣，動搖身體則能升發陽氣，所以要想身體健康，就一定得先讓身體動起來。

中醫有一句話叫「陽光普照，陰霾自散」。如果你體內陽氣嚴重不足，陰氣過盛，可以選擇一些柔和舒緩的傳統功法，如養生樁、五禽戲、八段錦、太極拳等。運動有一個標準，就是以心臟不劇烈跳動、身體微微出汗發熱為宜，運動過度反而會傷害身體。

太極拳是助陽的最高境界（簡易二十四式太極拳圖譜見附錄一）

生命在於運動，但是什麼樣的運動最有利於陽氣在動中升陽？這就是我們最常做的太極拳類運動，因為這種動始終在圍繞圓做功，也就是說在運動中所得到的陽氣經過做圓運動又轉移到了自身。

太極圖大家都見到過，其最明顯的特徵就是圓，所以首先來看圓對人體養生的啟示。人的身體結構極為精密而複雜，外圍的圓就像人體的皮膚包住了內部的臟腑、肌肉、筋骨、血液等。俗稱「人體是個臭皮囊」，這裡把人體比喻為皮囊很是恰當。當皮囊裝滿東西時，自然是脹得鼓鼓的。同樣的，當人的血液循環良好，充滿了能量，皮膚也會像皮囊一樣脹起來。即人體像圓球一樣飽滿，著重在於內氣的充實。呈圓弧走向的太極運動方式，可以讓人體的運動發揮鞏固、膨脹等最佳效果。同時，由於動則生陽，陽生的同時做圓弧運動，可使這些產生的陽氣又返回到人體之中。

太極圖中有兩個太極眼，而太極眼是運動的起點，強調所有動作都是由身體的某一處帶動，其他部位跟著動，就像鐘錶的齒輪一樣。無論從下丹田還是從腰胯起動，關鍵在於把握太極眼的轉變之機，訣竅便是意念貫注其處。太極拳特別重視「用意不

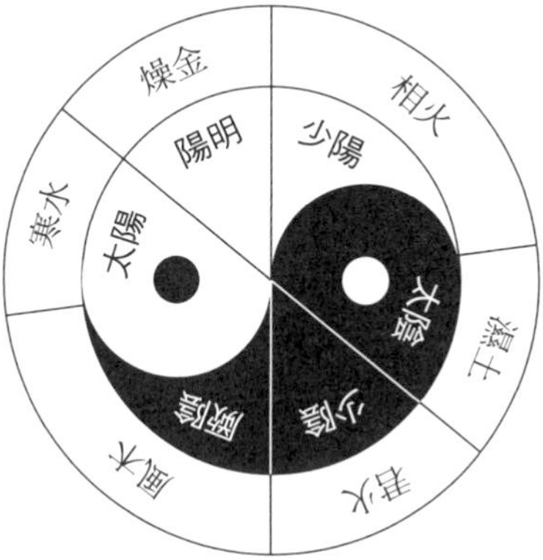

圖八　五行對應太極圖

用力」，意念貫注於太極眼，正是達成「動則生陽、陰陽調和」的成敗關鍵。

太極拳的圓弧運動，是太極曲線原理的運用，關係到運動量的加強與功力的增長。由於雙向的螺旋延展，不但增加運動量，而且能從外層的皮膚肌肉扭動到深層的筋骨，進而牽動臟腑的不隨意肌，使全身無處不動，所謂「周身一家」，實現全身筋骨和體內臟腑的總動員。這種動是在意念下全身不自主的隨意運動，這種運動能在動中生陽氣，使人體強健與長壽。

行善多喜陽氣升

善能升陽氣

道家名著《太上感應篇》中對「善」提出了三個定義：第一是語善，第二是視善，第三是行善。

1. 語善：

就是要求我們說一些鼓勵人、激勵人的柔和話語，比如說這個孩子今年考試成績不理想，沒考好孩子也不高興，如果是會教育孩子的家長，他一定不會去埋怨孩子，而是用激勵、鼓勵的方式，讓孩子的信心重新建立起來，聰明的小孩都是誇大的，這樣孩子才會越來越聰明。

事實上，現實中很多有成就的人，大都是在父母和親朋好友的誇獎中長大的，在這種肯定的陽性語言激勵下，人的陽氣就會持續得到升發，身心都會得到平衡的發展。古人講「良言一句三冬暖」，就是語善升陽的道理。

2. 視善：

就是要讓眼睛經常去看美好的事物。風景秀麗的名山大川，是天地間的大美，所以久居塵世的人要經常出去看看，以此養目調心。親近大自然的過程，也是與天地交換能量、升發陽氣的過程。說到視善，德國有一位科學家做了一個實驗，結果證明男人看漂亮女人，如果每天看上五分鐘，可以延長十年的壽命，女人看帥哥也可以延長壽命。所以，逛街時看看過往的美女、帥哥，養養眼，我想，這也是一種視善吧。眼睛是心靈的視窗，眼睛所見之物反過來也會影響心靈，生活中不要總看到社會、人生的陰暗面，凡事要多看陽光的、積極的一面。如此，不用刻意追求，也能做到隨處視善了。

3. 行善：

什麼是行善呢？在日常生活當中，也能看到很多這方面的例子。像汶川大地震，無數人伸出了關愛之手，捐出善款，還有的人做義工，親自到一線去支援災區，這都是行善的表現。再比如一個人用車拉著一車煤或者其他貨物，爬高坡時上不去了，這時你幫他推一把，過了這個坡以後，拉車的人會回頭道一聲謝謝。這個時候你心裡是什麼感覺呢？一定會感覺到暖暖的，這種暖就是陽氣升發的表現。日常生活中幫助他人的行為其實都是行善。

《禮記．禮運篇》中說「大道之行也，天下為公」，不管是語善、視善還是行善，都是在講做人做事要去掉私欲，內心光明磊落，多為他人著想，那種累在身、暖在心的感受，也是能延年祛病的。

喜則陽氣升

古人說，喜則陽氣生。多想一些高興的事情，看一些愉快的娛樂節目，聽自己喜歡的歌曲，讀自己喜歡的書，業餘時間多做自己喜歡的事，都可以使人的陽氣升發。

喜能升陽，最典型的應用就是「沖喜」。按照道家醫學的觀點，沖喜是很高明的升陽方法，沖喜沖掉的是身體的邪氣，換回的是正氣。

過去久病或長年身體不好的人，刻意辦些喜事來治病或者轉運，對病情是很有幫助的，實際上沖喜是借助外在環境改變病人的身心狀態。

只生歡喜不生愁的人，在古代就被稱為神仙。喜是人生的一種大境界，能夠保持一顆歡喜心，對身體的滋養是比吃什麼靈丹妙藥都管用的。

命運是每個人窮其一生都想去把握和改變的事。從醫學的角度來看，命運賦予了每個人更加切實可行的意義。陽氣旺盛不僅不會受到病邪侵害，還能使人的精神平和愉悅，心想事成。所以，升發陽氣也是改變命運的最好方法之一。

保養陽氣要調整心態，從七情中生出陽氣。所謂的七情，就是喜、怒、憂、思、悲、驚、恐，它們分別對應著人體的心、肝、脾、肺、腎。七情也分陰陽，喜是屬於陽，悲是屬於陰的，所以如果每天心情愉悅，快樂無比地生活，陽氣就充分。因為喜本身是屬於陽的，心中喜，七情就生陽；悲是屬於陰的，心中悲傷、抑鬱，就會損傷人體的陽氣。所以，人每天要快樂地生活，心態要快樂。

人體健康有大穴

很多人都有一年四季睡前洗腳的習慣，但大部分人都認為這是為了講究衛生，防止將腳上的灰塵帶到床上，其實不然，這裡面可大有學問呢！

腳心湧泉穴

在寒冷的大冬天，我們晚上回來的時候特別冷，回家之後怎麼驅散寒氣呢？光洗洗臉還不行，還必須要用熱水燙燙腳。把腳往熱水盆中一泡，一股熱流會順著雙腳向上身延伸，一會兒的工夫就把身上的寒邪都散掉了。所以說，冬天堅持每天晚上燙個腳，身體上的寒氣都能給散掉了。這是為什麼呢？

這是因為人的腳心是中醫湧泉穴所在的位置。湧泉穴是人體腎經的穴位，並且是腎經的起始穴，是腎經的井穴。井穴，顧名思義，就像是水井一樣，泉水會源源不斷地從這裡流出。既然湧泉穴是腎經的第一個穴位，那麼，當我們用熱水燙腳時，就等於給腎中的水井裡注入了一股熱流，而這個熱流會順著腎經經脈流向，從下而上進入體內的腎精之中，同時又激發了腎精陽氣的運動。故而，我們會感到一股熱流湧向全身，不僅是散去了外來的寒氣，同時還為腎中注入了陽氣，進一步促進腎之陽氣功能的加強。

不僅僅是冬天，就是夏天也要用熱水洗洗腳，也要驅散由地下進入人體的寒氣。這又是為什麼呢？

由於夏天氣溫炎熱，人們都有穿拖鞋的習慣，即使突然遇到比較冷的時候也習慣成自然，仍然穿著拖鞋，這樣對身體是很不利的，特別是對於人體內陽氣損耗是很大的。因為陽氣有個特性，就是喜歡向上跑，我們看到所有有火有熱的地方，那火焰都是向上跑的。你想一想，常年穿拖鞋，腳底下溫度是很低的，特別是在氣溫比較低時候，地下之寒氣很容易通過腳及腳底的湧泉穴向上傳導入人體內的。所以說，當氣溫降低的時候，千萬不能穿著拖鞋，要穿也穿棉拖鞋，防止寒邪從腳下侵入體內。

我們都知道，腳心這個湧泉穴是通著腎經經脈的，是腎經源泉之井穴。老百姓經常說「寒從腳下起」，「腳下一層涼，頭頂一層霜」。故此，我們防止寒從腳入內的最好方法，就是每天晚上睡覺前，用熱水燙一燙腳，一來可祛散寒氣，二可助腎經之中陽氣，有強身助陽驅病之功用。

肚臍神闕穴

在具有保健強身健體作用的穴位當中，肚臍是最重要的一個地方。特別是助陽的外用藥物，通過這個地方更容易進入體內而發揮作用。

為什麼通過肚臍給藥會有如此神奇的功效呢？這是因為，在人體的三百六十五個穴位中，神闕穴（即肚臍）可以說是最重要的一個。中醫認為，神闕穴是人神氣出入的地方，不僅僅是五臟六腑之根、元神歸藏之本，還能連絡人體所有臟腑經絡。特別是練武之人，常說人氣聚集的下丹田，就是在肚臍的下面。

胎兒在母體內生長，是通過肚臍吸收養料，滋養全身的；孩子出生以後，這個通道閉合了，但它的神奇作用仍在。現代醫學證明，肚臍是腹壁最薄的地方，最有利於藥物的吸收。把藥物敷在肚臍上，藥物通過皮膚，能很好地吸收後滲透到全身，而且藥效持續時間更長，作用直接，使用方便。

肚臍不僅是我們先天未出生時與母親聯結的通道，也是後天與內部臟腑聯繫的最為直接的部位，因此，在這部位上敷藥，就可以達到扶陽助正、散寒祛邪的目的。在臨床上，遇到一些小孩子長期慢性拉肚子，或是一受涼，或是吃不對就拉肚的小孩子，筆者就常用這種方法。因為這些病症多發生在陽虛體質的人身上，用此方法扶陽作用好，可以治療小孩子最難治的病。

具體的方法是：將家中常吃的胡椒粉，用醋和一下成糊狀，把肚臍用溫水洗乾淨，把和好的胡椒糊，放入肚臍眼兒內，然後用麝香止痛膏貼住，一天一夜換一次，輕者一兩天就可見效，重則需要好幾天才能起效。

同樣的方法，也適用於脾胃虛寒的成年人，這類人最大的特點是不能吃涼食物，吃了涼食物後，輕則胃痛不適，重則腹痛腹瀉。除應用上述的胡椒粉外，還可以附子粉、吳茱萸粉、白芷粉等凡溫性的中藥粉末都行。不過最好的是胡椒粉與附子末，因為這兩個藥都入脾胃與腎經，溫陽扶陽效果最好，貼敷方法同上，如果能加點兒麝香則效果更為顯著。

最快、最簡單、最經典的養陽三大法

艾灸與拔罐大家不僅都見過，可能還親自體驗過。但多數人只知道艾灸的部位熱呼呼，挺舒服的。拔罐呢？當時雖說有點不舒服，可過後局部非常舒服。艾灸助陽的作用顯而易見，拔罐散寒通脈的功效更不可小看。

「灸」出陽氣，「灸」走疾病（見附錄二「艾灸保健十法」）

南宋紹興年間，有一個叫王超的軍人，退役後遁入江湖做了江洋大盜，無惡不作。他年輕時曾經遇到一個得道的異人，傳授給他一套「黃白住世之法」。王超按照這套方法修煉，年過九十還精神飽滿，肌膚腴潤……後來犯案被抓，判了死刑。臨刑前，監官問他：你這麼高的年齡，還有這麼好的身體，有什麼養生祕術嗎？王超回答說：祕術我沒有，只是年輕時師父教我，在每年的夏秋之交，在小腹部的關元穴，用艾條施灸千炷。久而久之，冬天不怕冷，夏天不怕熱，幾日不吃飯也不覺得餓，臍下總是像一團火那樣溫暖。你難道沒有聽說過嗎？土成磚，木成炭，千年不朽，皆火之力啊。王超被處死後，刑官讓人將他的腹暖之處剖開，看見一塊非肉非骨之物，凝然如石，這就是長期施灸用艾火灸出來的。

可見，艾灸對培固人體陽氣的力量有多強大。我國最早的藥書《神農本草經》中記載：艾草有溫陽、暖宮、除濕、通筋活血的功效。

艾灸，就是我們常見的艾蒿，經加工以後製成菸捲一樣的艾條，將艾條點燃以後在特定穴位上行灸法。艾是一種中藥，點燃以後，借助其火熱之性，把藥物溫熱活血之功用傳遞到體內，以達到助陽之目的。除有直接的助陽作用外，還有溫通經脈、溫中散寒、溫腎健脾、回陽固脫、益氣升陽、消瘀散結、防病保健等多種功效。

現在多數藥店都有賣艾條的，買上幾條，在家自己就可以灸了，也可到中醫院的針灸科，請專業人員來做則更好。一般常用的穴位就是肚臍，中醫稱之為神闕穴，這個穴位，你看這名子就很不一般，這個闕字，是什麼意思呢？是開口、是空隙，是人的神氣進出口地方，足可見這個地方多麼的重要。艾灸這個地方，可以說把陽氣通過這條直接的途徑送到了體內。

最簡單的方法，就是把點燃的艾條，對準肚臍眼兒進行熏灸。艾條與肚臍眼一定要保持一定的距離，既要使身體有溫熱感，又不能使艾條燙傷皮膚。時間一般是半小時左右最好，短了不容易起效，長了人容易疲勞。

在肚臍眼兒上放上薄薄的一片薑，或是一片大蒜片，在薑或蒜片上用針扎上幾個眼兒，以便於艾條的熱力透進去，同時也可以把薑或蒜片的溫熱之性一同透到體內，使助陽的效果更佳。

拔罐通經助陽氣（見附錄二「拔罐保健防病十法」）

老人們都知道，哪個地方不舒服，或是閃腰岔氣的時候，就用拔罐來活通經脈。這是因為，現代研究認為，拔罐除局部的刺激與溫熱作用外，還有促進血液循環、新陳代謝、提高免疫力、緩解機體疼痛、調節大腦功能、調節肌肉功能等多種作用與功效，特別是對於腰背部陽氣虧虛而導致經脈不暢，出現腰背酸痛、腰肌勞損等具有良好的改善作用。

拔罐用的器具，一般家庭中小瓶子、小罐子等，都可以應用，只要瓶口光滑就可以。一般選用的器具不要太大，太大的不易拔得很牢固。點燃的時候，千萬不能燃著了瓶子口，要使火焰在瓶子或是罐子裡面燃燒，而且時間也不能太長，一般都是二至三秒鐘的時間。拔罐選用的部位，一般都是在背部，因為這個地方比較平坦，而且背部是陽氣走行最多，最容易受寒的地方，同時還是拔罐最方便的地方。

如果想經常拔罐來保健的話，可以到藥店買一套專用拔罐的器具。現代的拔罐品種非常多，還有一部分自動真空拔罐，可以不用點燃火來直接進行拔罐操作，簡便易行，方便靈活。拔罐能散寒邪、助陽氣、通經脈，具有良好的保健與助陽防病作用。

溫坐法，小動作大療效

北方人家裡取暖一般都用暖氣，暖氣片基本上都安裝在牆壁靠地面的位置。現在，也有不少人家裡選擇地暖的方式，就是裝修時在地板下埋設管線，靠燃氣給地板加熱的一種取暖方法。其中的原理很簡單：熱氣總是往上升的（用傳統中醫的說法叫

「火性上炎」），在底部加熱才能使整個空間都溫暖起來，沒有哪一家會把暖氣或者供暖管裝在天花板上的。相反，寒性下降，空調出風口總是裝在靠上的位置。

如果我們把身體看作一棟房子，那麼五臟六腑就是住在裡面的一家人。要讓一家人都暖和起來，供暖最恰當的位置當然就是人體的最底部了。這個部位就是以會陰穴為中心，我們平時坐著接觸椅面的部位，這便是「溫坐法」的原理所在。

具體操作起來，方法也很簡單：用熱水袋灌上溫熱的水（不可太熱，以溫暖為宜），把袋口擰緊，然後放在床角或者椅子上，叉開腿（不要並著腿）坐上去就行了。您可以邊坐邊看書或者看電視，什麼事都不耽誤。

如果沒有熱水袋也不要緊，可以找兩條較厚的毛巾，在水裡浸濕，擰到不能往下滴水的程度後，裝進一個相應大小的塑膠袋，放入微波爐裡轉二十秒鐘左右，然後繫好塑膠袋口，防止濕氣滲出來，用手鋪平，放在床角或者椅子上，叉開腿坐上去就可以了。

注意，溫坐前要喝一杯溫開水，因為熱力有可能會引起出汗，喝水既可以補充體液，還可以幫助活血化瘀，一舉兩得。

對於虛火旺且寒濕重（上熱下寒）的人來說，坐前喝水尤為重要，最好配合練習一些引血下行的功法，以防止「虛不受補」，溫補化為虛火上竄，出現「上火」症狀。

引血下行法：分別用左右手拇指按揉左右小腿足三里穴，旋一周為一拍，共三十二拍。此法在引血下行的同時健脾和胃。

人在年輕的時候，多是上虛下實，所以充滿活力與陽光之氣，但到中老年以後，就成了上實下虛。年輕的時候就像是一個正三角形，上小下大，根基大而穩定；到了中老年之後，正好相反，成了倒三角形，上大下小，這非常不穩定，所以就會百病叢生。而溫坐法就是要改善上實下虛的體質，使人體恢復這個正三角形，就像是一棵大樹，只有根基深厚大樹才能茂盛，俗話講「根深葉茂」嘛。而溫坐法就在於恢復人體之陽氣，在於重修這個人的生命之根。

給身體安個「小火爐」——用對扶陽中藥

當你的確是怕冷，或是陽虛顯著的時候，通過以上的自我調節方法也無法改善怕冷或陽虛證的時候，可以上醫院或是藥店買點中成藥來進行調節。如何選擇這些扶陽中藥呢？當你覺得胃中不舒服，或是吃點涼東西就胃痛或拉肚子時，就選用附子理中丸；若以腰背痛冷為主者，就可以選用桂附地黃丸來服用。吃含有附子藥方的時候，一定要請中醫大夫，特別是請一些當代火神派醫家大夫來開方，不能自己隨便拿含附子的處方服用，以免藥不對證而出現中毒，甚至導致生命危險。

附子理中丸

【處方組成】附子（制）、黨參、白朮（炒）、乾薑、甘草。

【處方來源】漢代張仲景《傷寒論》理中丸加附子。（《中國藥典》二〇〇〇版）

【性狀】本品為黑褐色的大蜜丸，氣微，味微甜而辛辣。

【功能】溫中健脾。

【主治】用於脘腹冷痛、嘔吐泄瀉、手足不溫等脾胃虛寒證。

【臨床應用】

1. 本品適用於脾胃虛寒，陽氣不足引起的脘腹冷痛、嘔吐腹瀉、腹脹腸鳴、不欲飲食、手足發涼等症，以及脾腎兩虛、寒凝不化所致之精神倦怠、形寒肢冷、不思飲食、脘腹冷痛、大便溏泄、帶下清稀等症。
2. 胃、十二指腸潰瘍：用附子理中湯合黃耆建中湯治療胃、十二指腸潰瘍取得較好的療效。
3. 腹瀉：有報導分別用附子理中丸（湯）治療不同原因引起的腹瀉，取得滿意療效。用人參健脾丸合用附子理中丸治療慢性腹瀉，用參苓白朮散合用附子理中丸治療慢性腹瀉均可獲得一定療效。

4. 其他：附子理中丸還可用於治療竇性心律過緩、過敏性紫斑症、復發性口腔潰瘍等。

【注意事項】

1. 孕婦慎用。
2. 不適用於急性腸胃炎、泄瀉兼有大便不暢、肛門灼熱者。
3. 高血壓、心臟病、腎病、咳喘、水腫患者或正在接受其他藥物治療者，應在醫師指導下服用。
4. 本品中有附子，服藥後如有血壓增高、頭痛、心悸等症狀，應立即停藥，去醫院就診。
5. 按照用法用量服用，小兒應在醫師指導下服用。
6. 慢性腸胃炎、泄瀉患者，服藥三天後症狀未改善者應去醫院就診。

【不良反應】少數患者服藥後出現過敏反應。此外，本品偶可引起心律失常，面部水腫及舌頭捲縮、失去味覺等症狀。

【用法用量】大蜜丸：一次一丸，一日二至三次；水蜜丸：一次六克，一日二至三次；濃縮丸：一次八至十二丸，一日三次；口服液：一次五毫升，一日二次；片劑：一次六至八片，一日一至三次。

【同類品種】與附子理中丸相類似功效的有：理中丸、桂附理中丸。

桂附地黃丸

本品別名又稱《金匱》腎氣丸、腎氣丸。

【處方組成】肉桂、附子（制）、熟地黃、山茱萸（制）、山藥、丹皮、茯苓、澤瀉。

【藥物性狀】本品為黑棕色的水蜜丸、黑褐色的小蜜丸或大蜜丸，味甜而帶酸辛。

【功能主治】溫補腎陽。用於腎陽不足，腰膝酸冷，肢體浮腫，小便不利或反多，痰飲喘咳，消渴。

【用法用量】口服，水蜜丸一次六克，小蜜丸一次一丸，一日二次。

【品種規格】大蜜丸每丸重九克。

【注意事項】1.陰虛有火、陽亢者禁用。2.慢性支氣管哮喘、慢性氣管炎等見上述症狀者可服用。

【其他劑型】桂附地黃片，口服：每次四至六片，每日二次。桂附地黃口服液，口服：每次十毫升，每日二次。桂附地黃濃縮丸，口服：每次八丸，每日三次。桂附地黃膠囊，每粒〇．四六克，口服：每次五粒，每日二次。

本品適用於腎陽虛證，怎樣才能辨出「腎陽虛證」和「腎陰虛證」呢？腎陽虛的人除了有怕寒、肢冷等虛寒證候外，舌質的顏色一定偏淡紅、淡白或淡紫；而腎陰虛的人不但沒有上述虛寒證候，反而會有口燥咽乾、五心煩熱等虛熱證候，舌質的顏色一定是偏紅、深紅或深紅紫。有了「舌質的顏色是偏深，還是偏淺」這一可靠的指徵作為鑑別要點，判斷就會八九不離十了。

扶陽強正湯

火神派創始人鄭欽安的親傳弟子盧鑄之，盧鑄之之子盧永定，盧鑄之嫡孫盧崇漢教授，三代火神派傳人，家傳一個百年老方——扶陽強正湯。這個方子，在盧氏家族傳用了百年，而且經過萬人的服用，的確是防病強身、扶助陽氣的有效方法。

制附片六十克，核桃仁五十克，枸杞三十五克，當歸身二十克，黃耆四十克，黨參三十克，生薑五十克，大棗七枚（或小棗十一枚），羊肉一千克。放十多碗水（約五千毫升）用砂鍋煲三個小時，早晚各服一碗，飯前飯後一小時服用。

此湯適合在夏至和冬至兩個節氣前後十多天飲用，養生效果非常明顯。

人們常把生命比喻為一盞不息的燈，而這盞燈就如似我們的生命之火，喝扶陽強正湯就像往燈裡添油，一可強身健體，二能健康長壽。

附錄一　二十四式太極拳動作路線及示意圖

【說明】：

1. 整套拳基本在一條直線上往返運動，因無法疊寫，故將圖面展開。
2. 示意圖方向，除非特別說明，否則均為練習者面對面的方向（如同面對鏡子練習般）
3. 讀者亦可上網搜尋「二十四式太極拳」教學影音，進一步學習各動作之訣竅與注意事項。

【二十四式太極拳動作路線及示意圖】

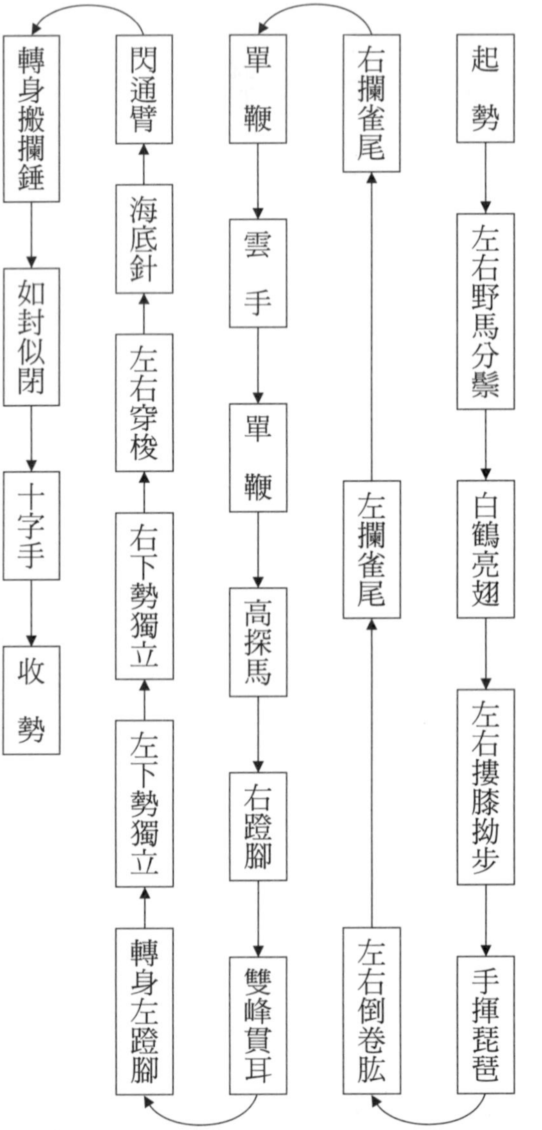

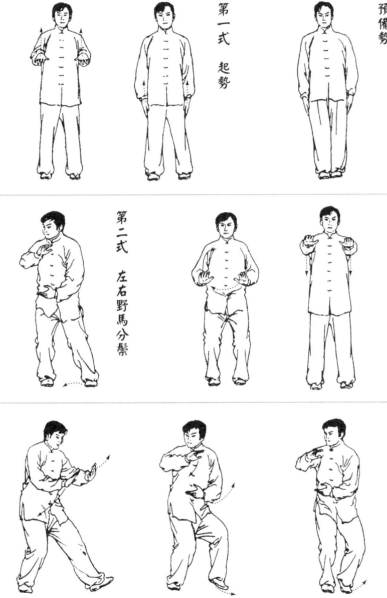

預備勢

第一式　起勢

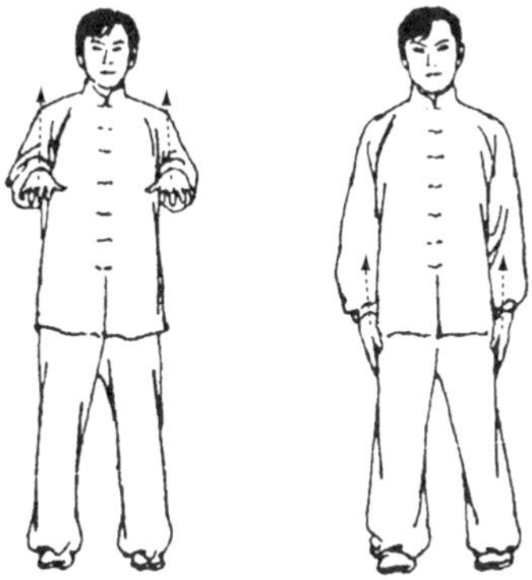

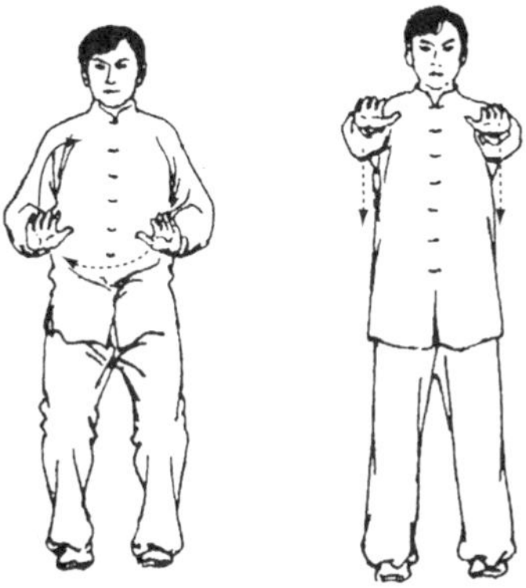

第二式　左右野馬分鬃

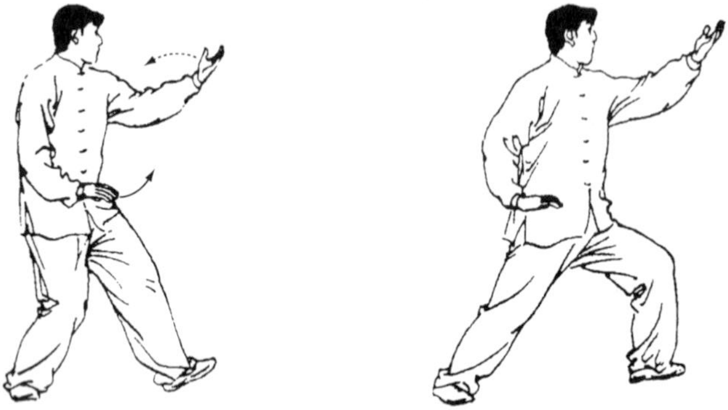

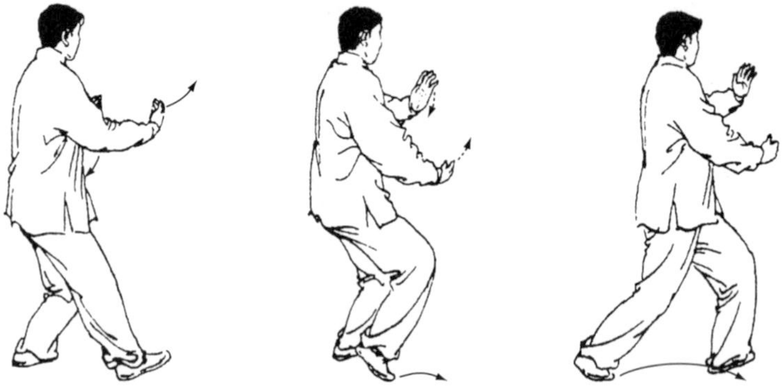

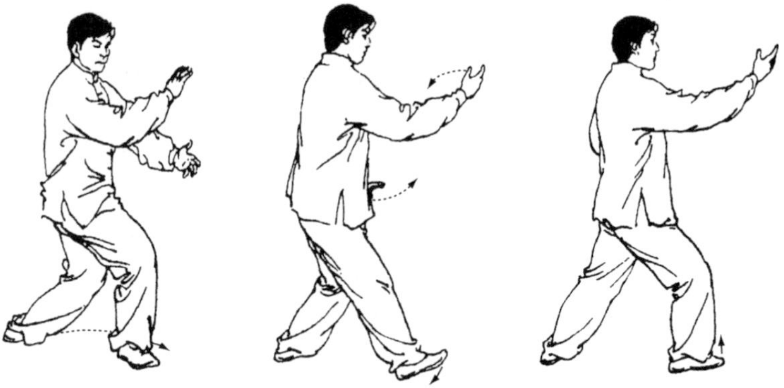

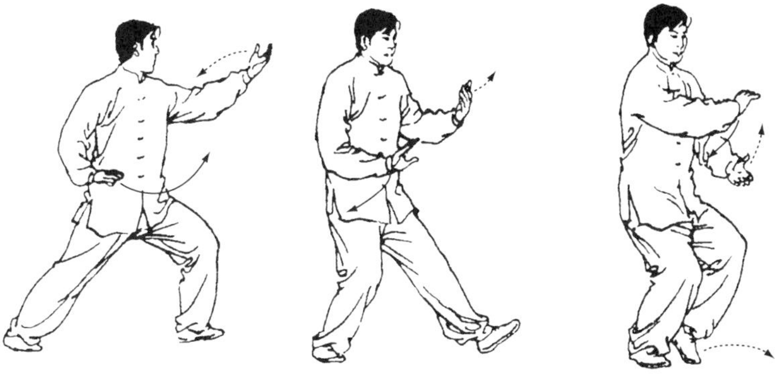

第三式 白鶴亮翅

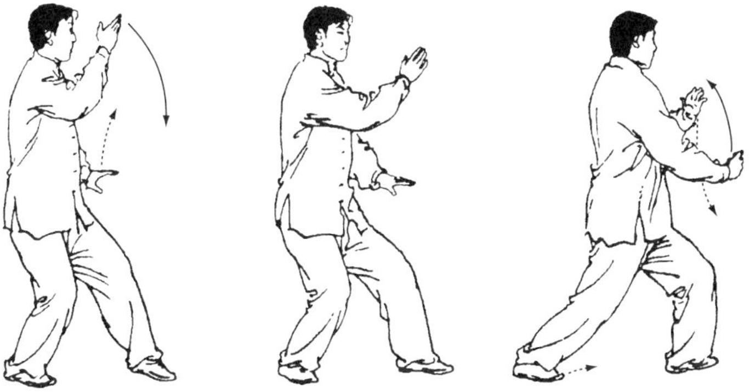

第四式 左右摟膝拗步

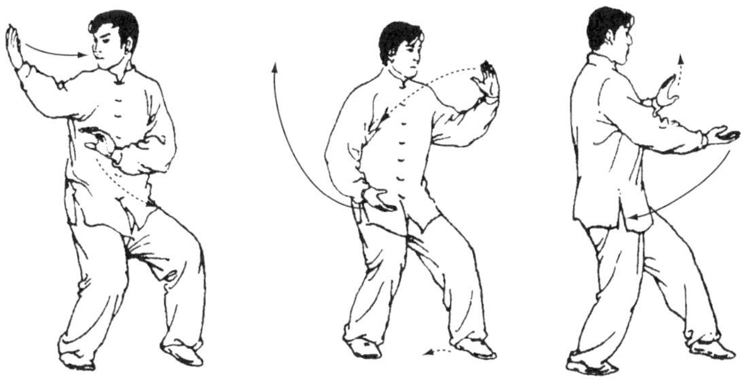

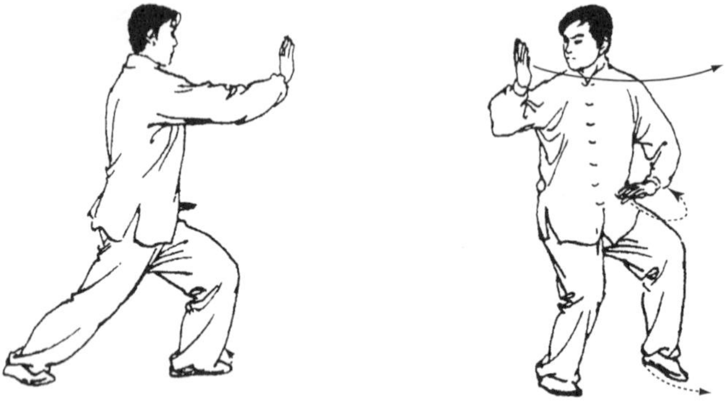

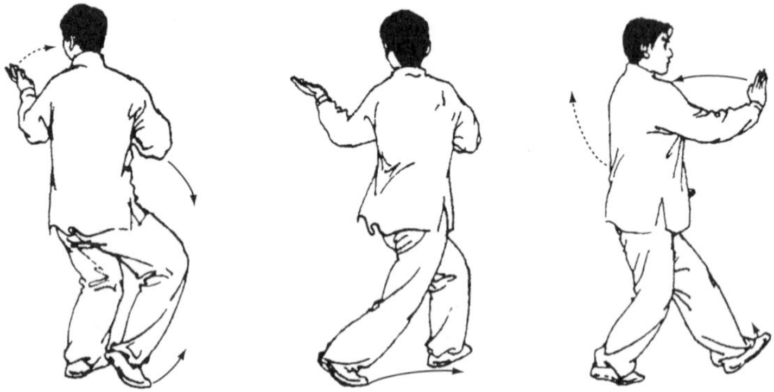

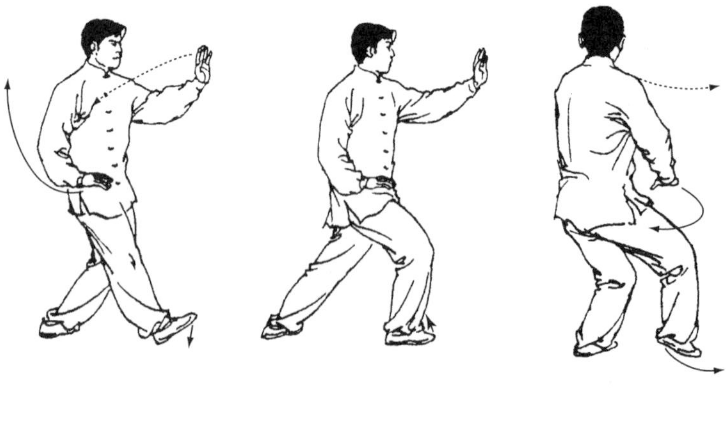

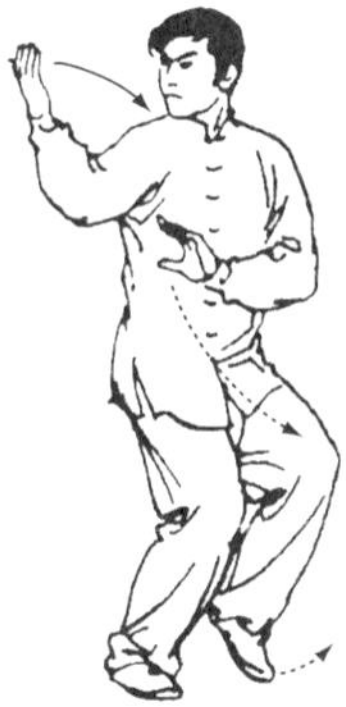
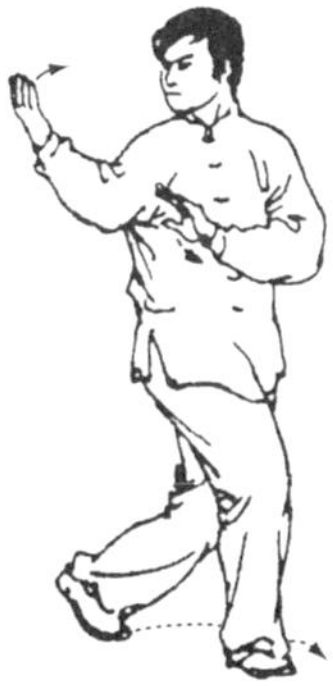
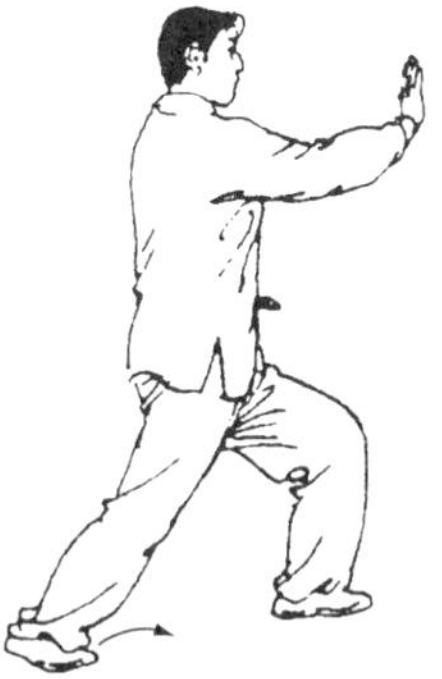
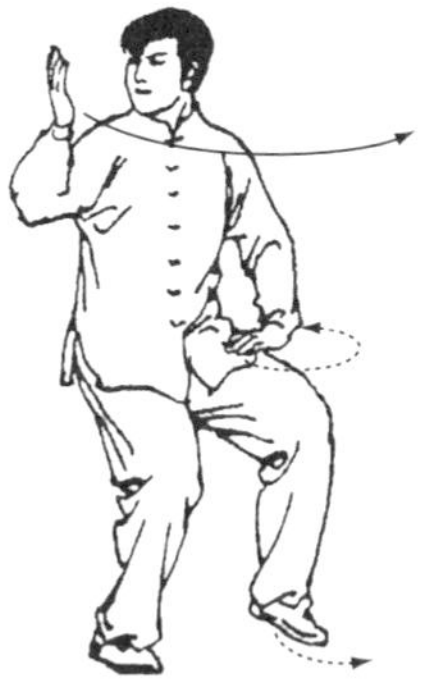

第五式　手揮琵琶

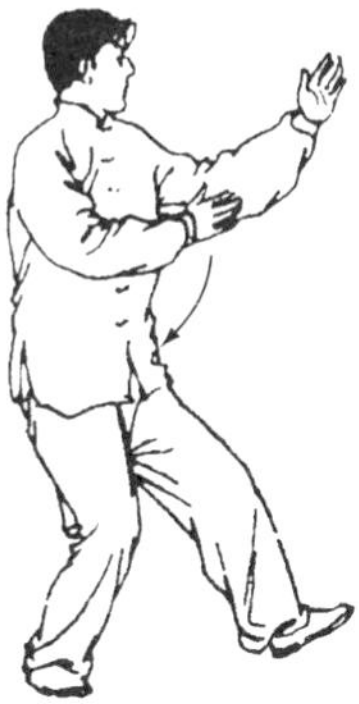
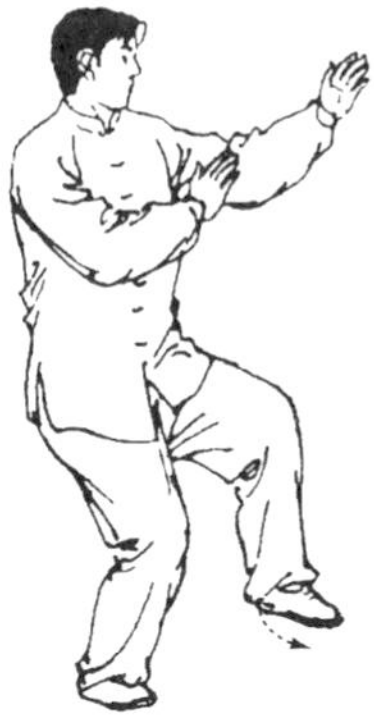
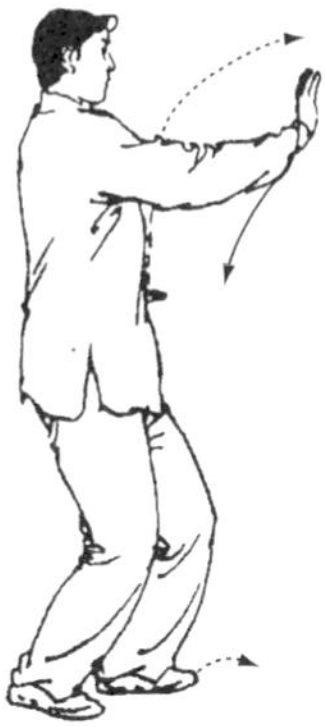

第六式　左右側卷肱

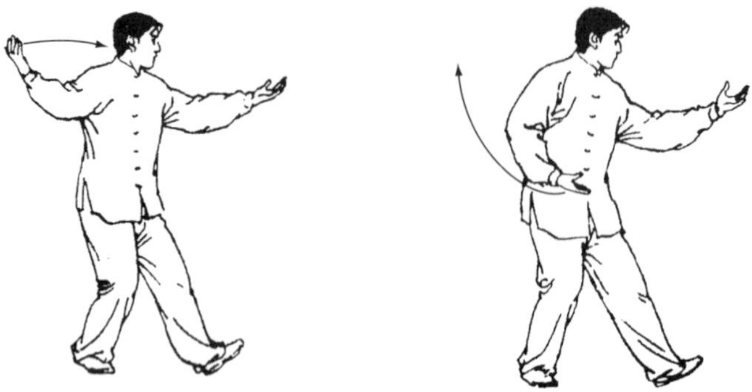

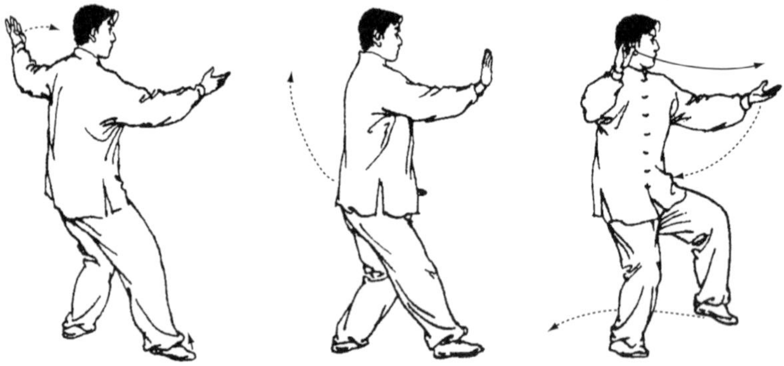

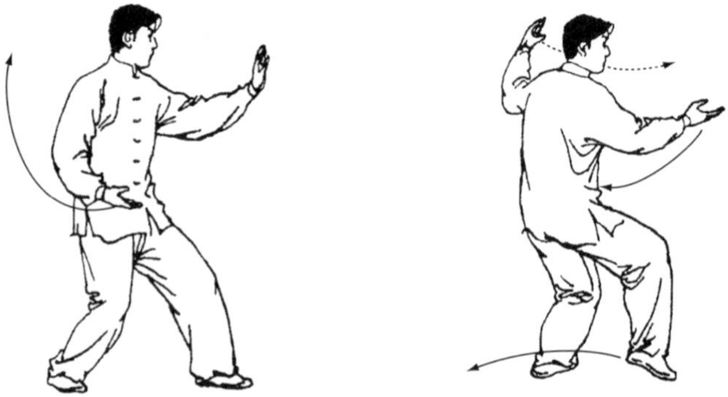

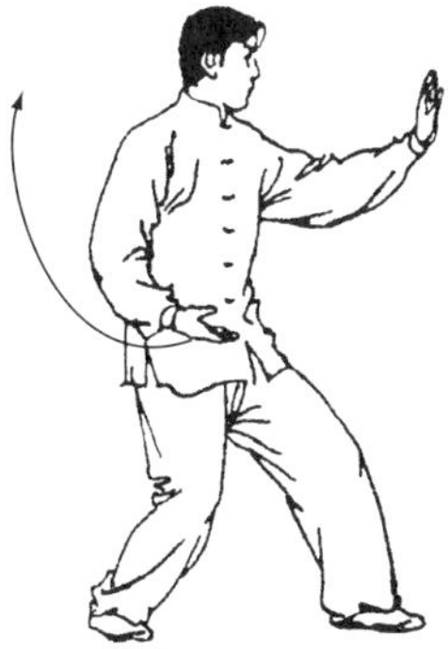

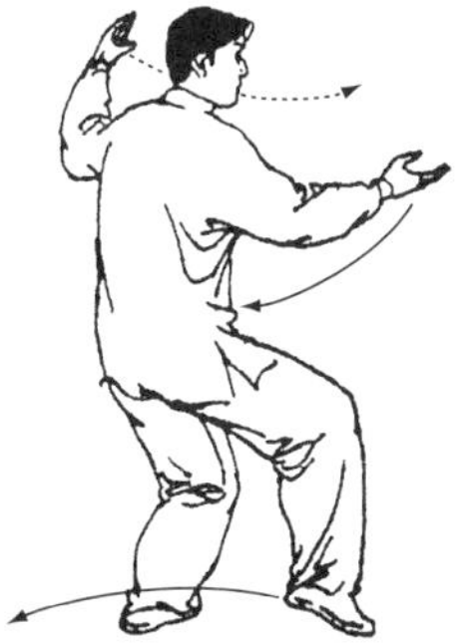

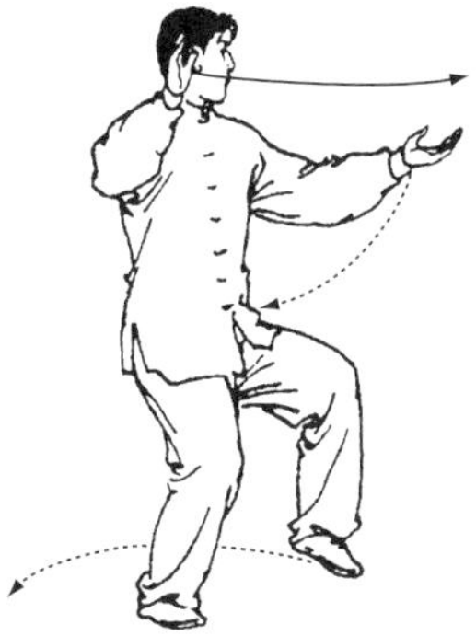

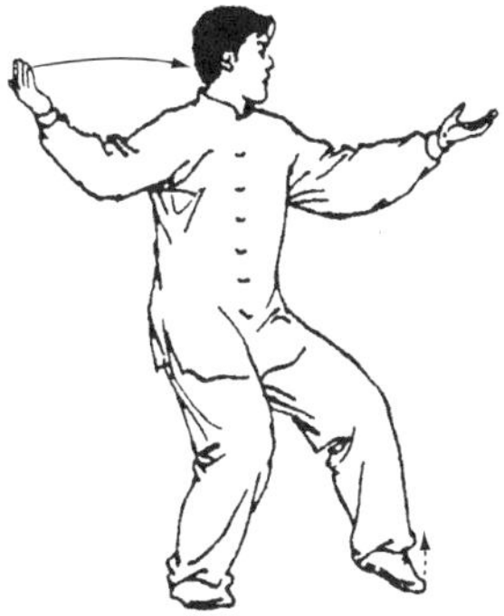

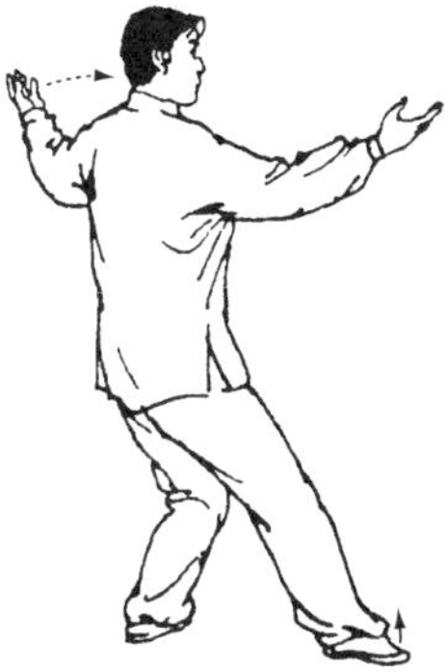

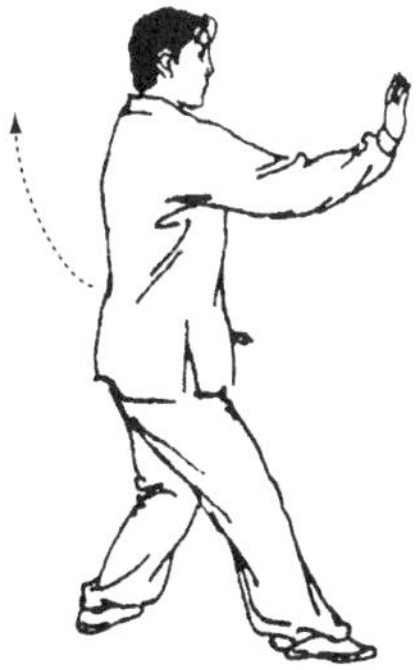

第七式 左攬雀尾

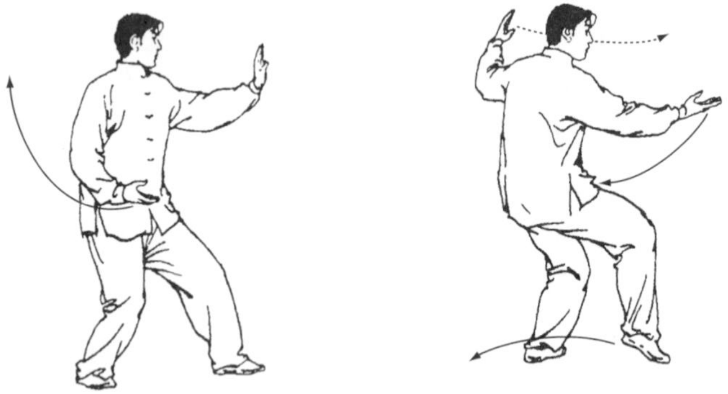

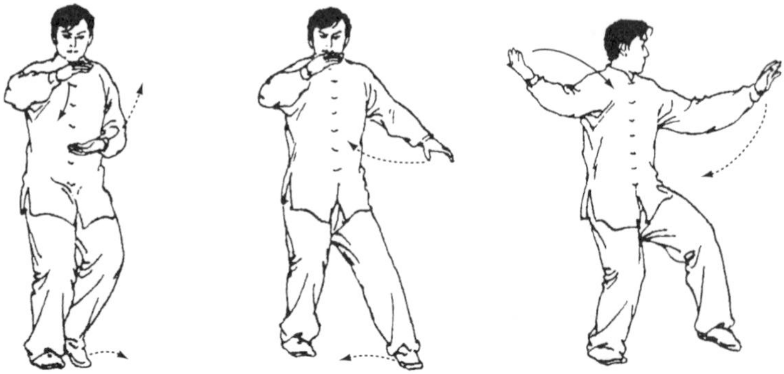

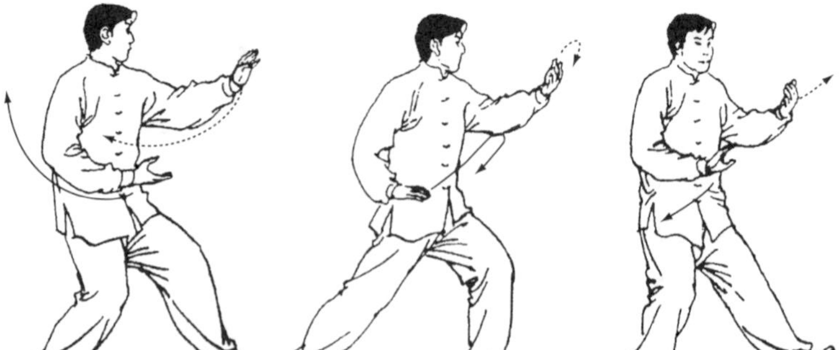

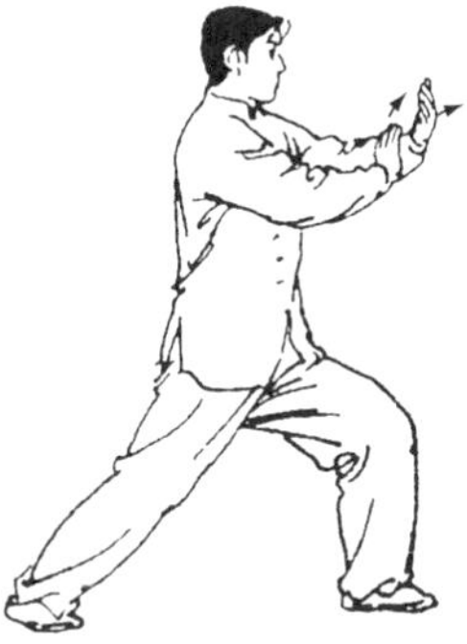
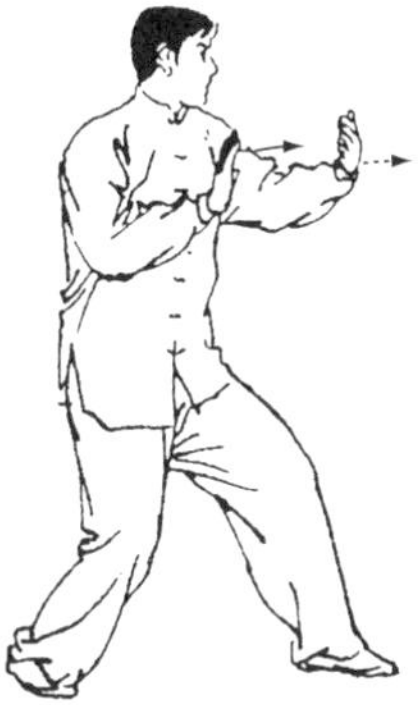
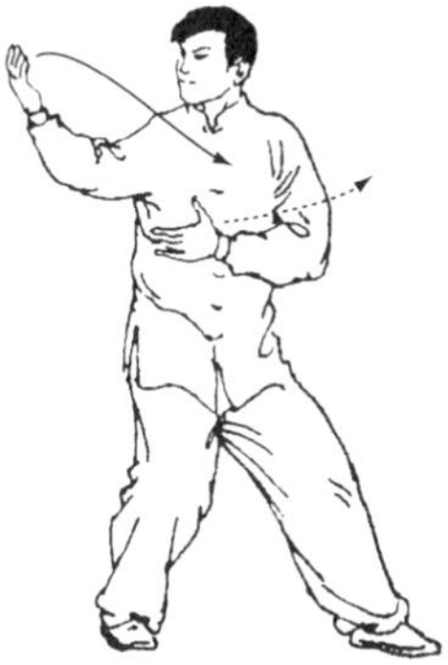
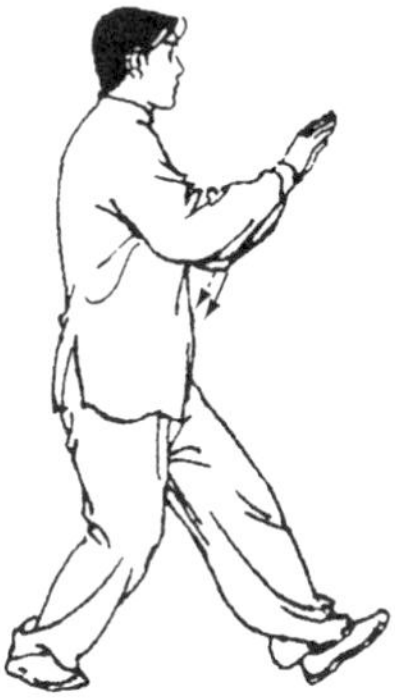
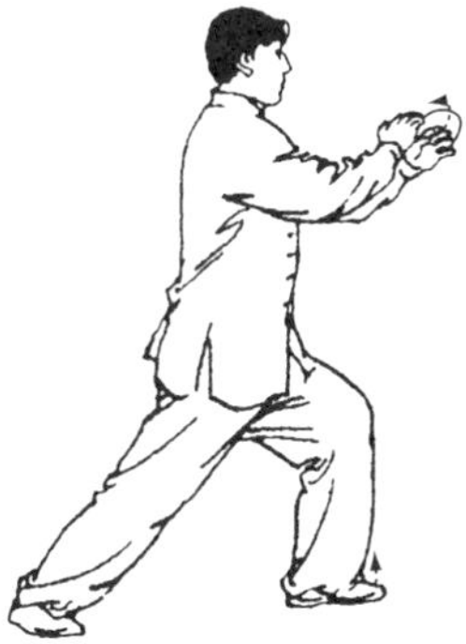
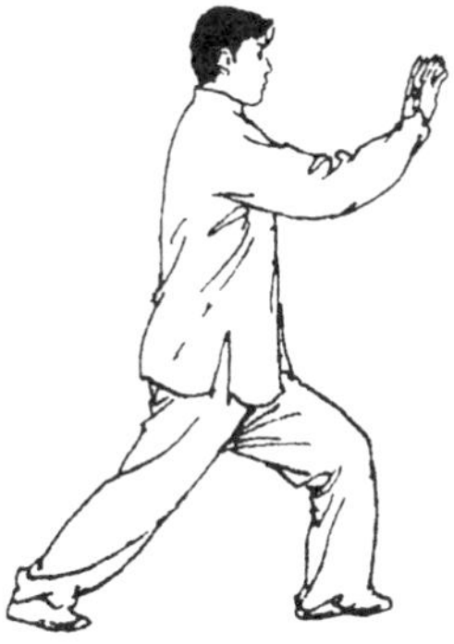
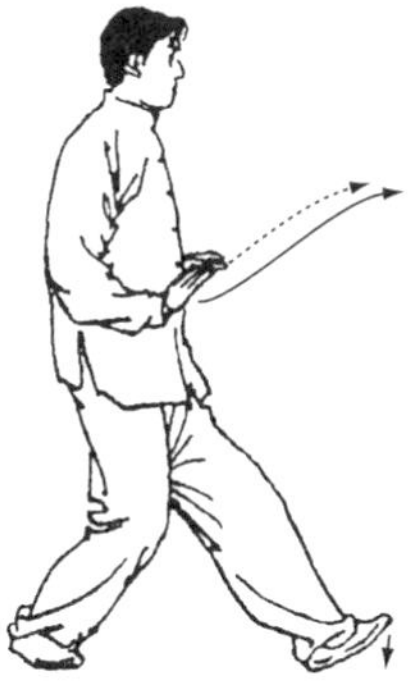

第八式　右攬雀尾

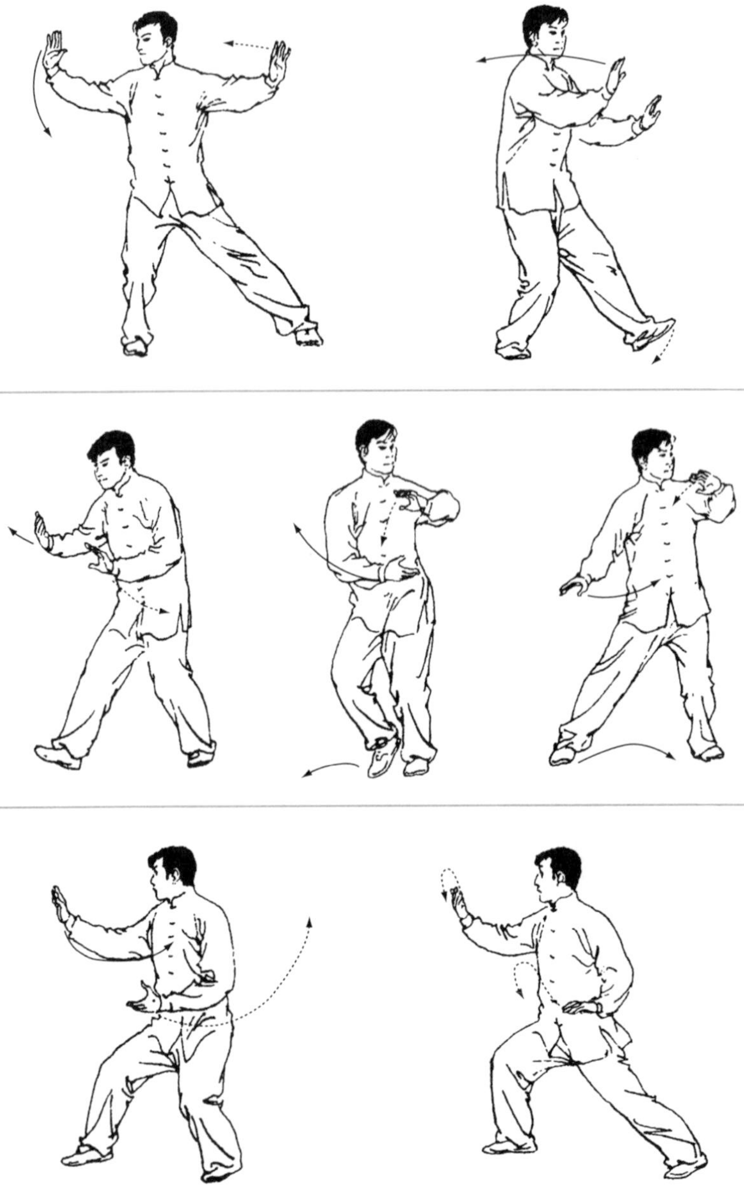

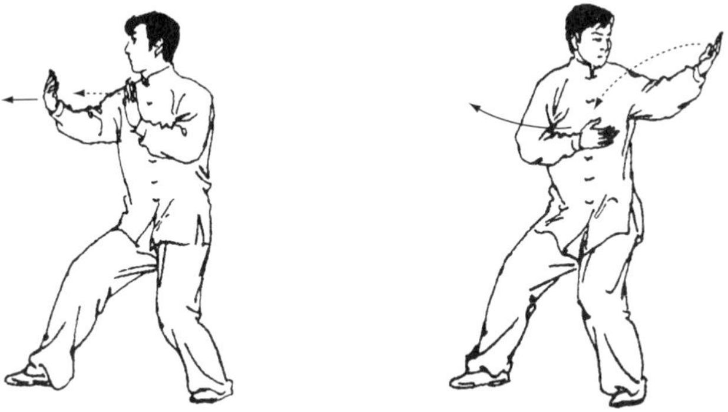

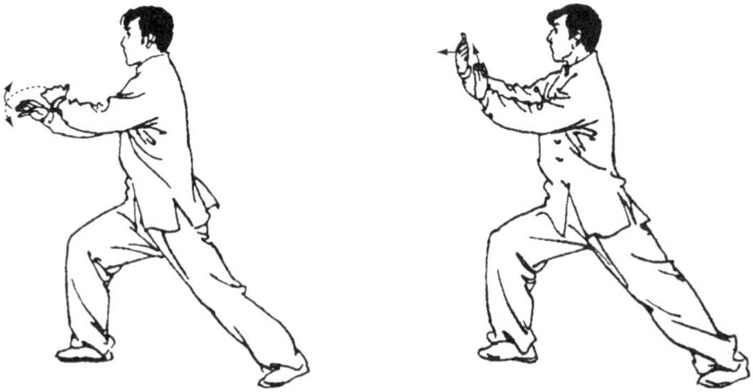

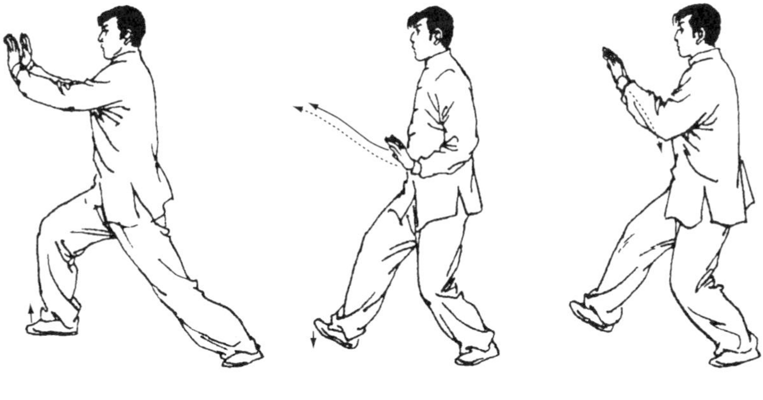

第九式　單鞭

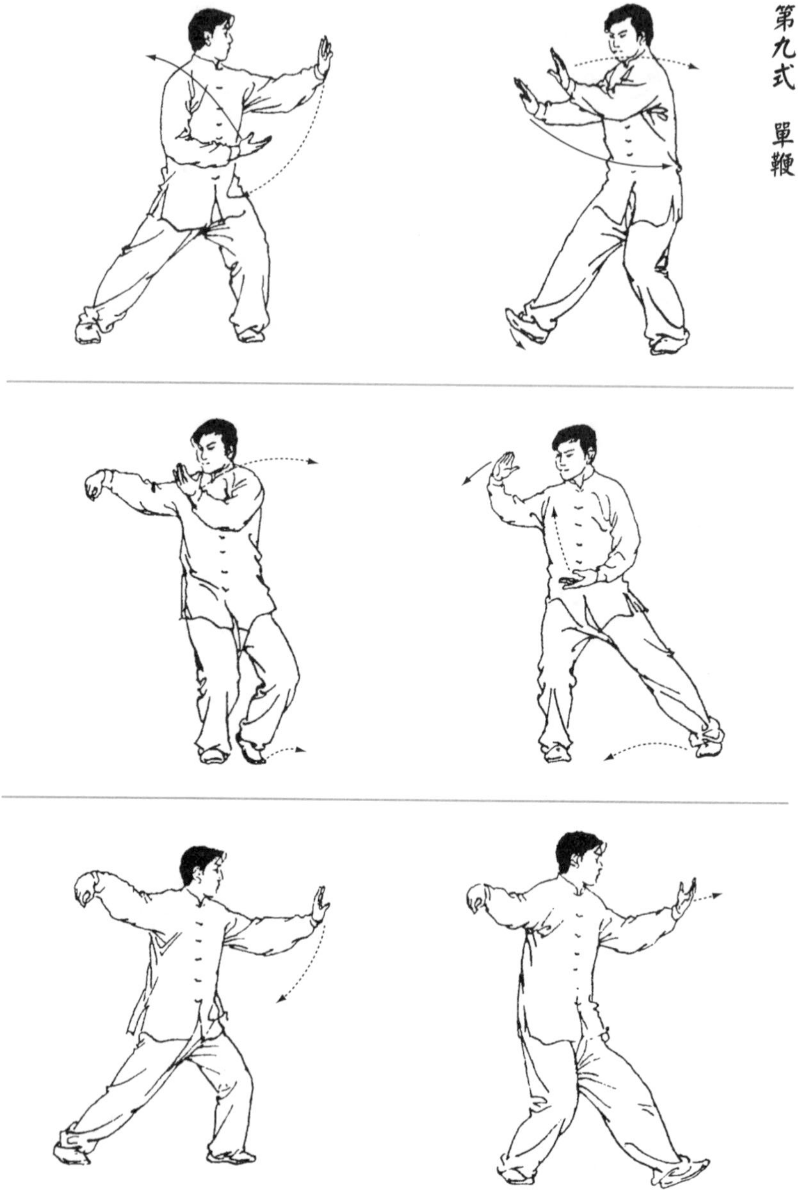

第十式　雲手

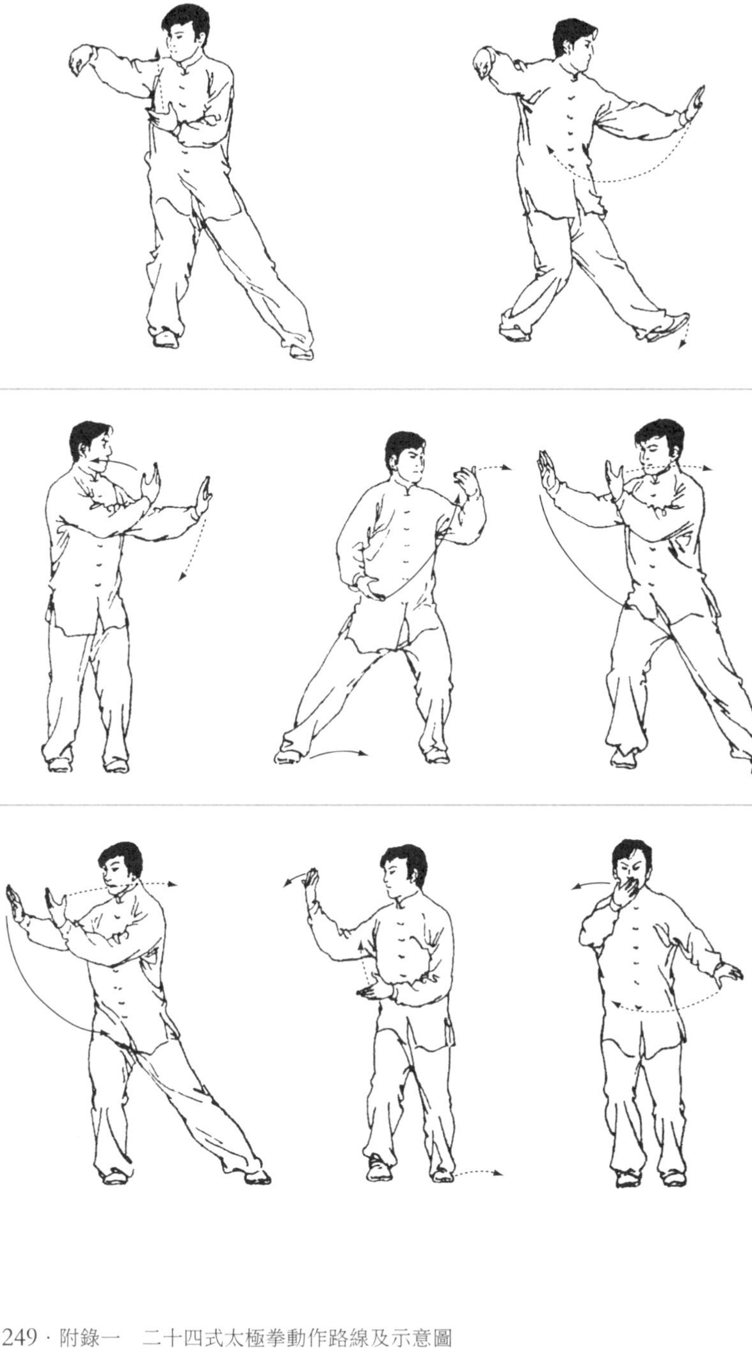

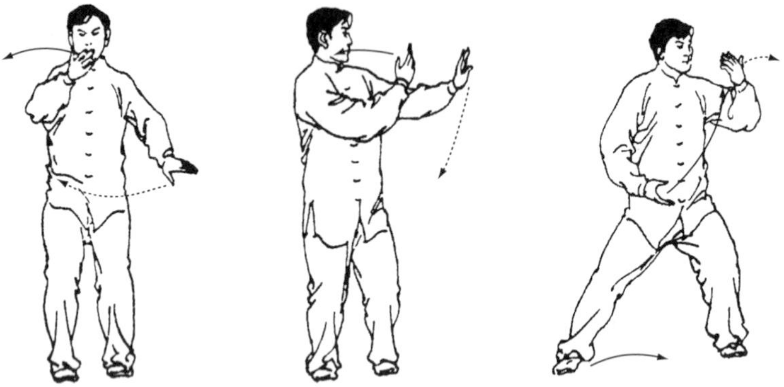

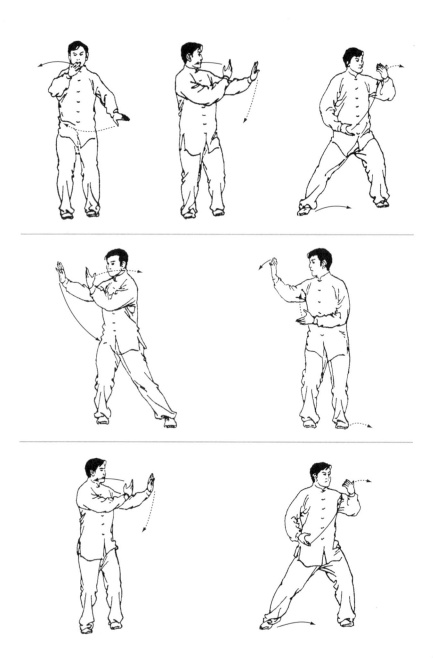

第十一式　單鞭

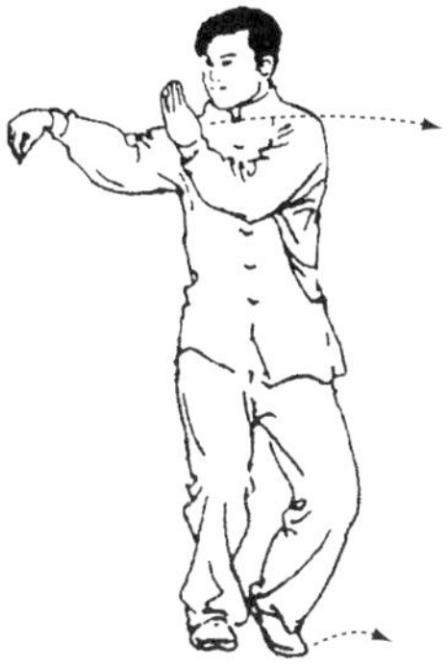

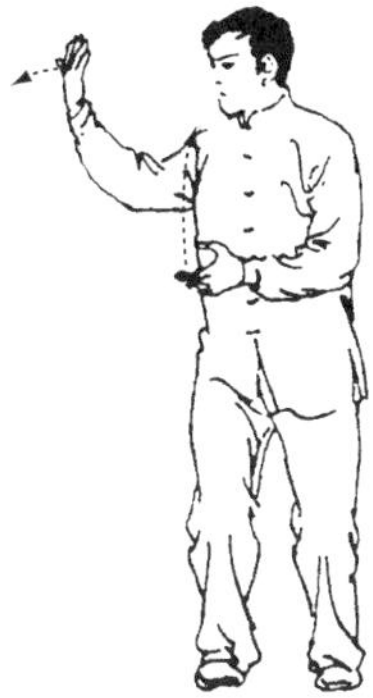

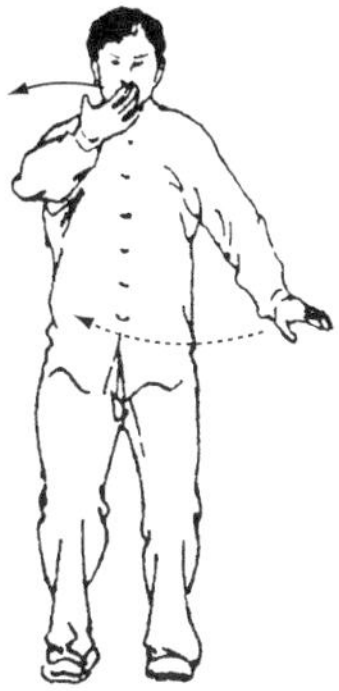

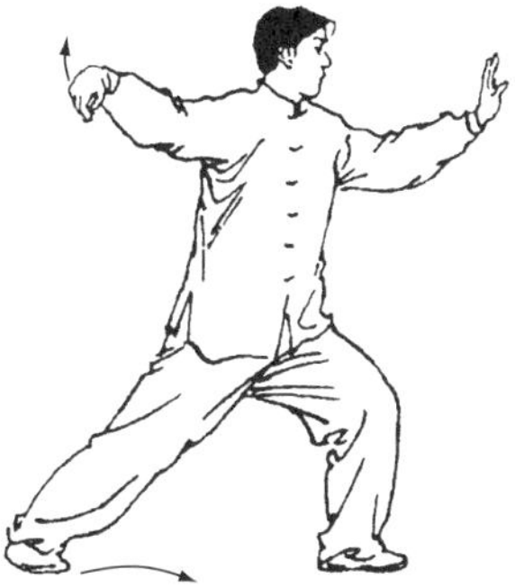

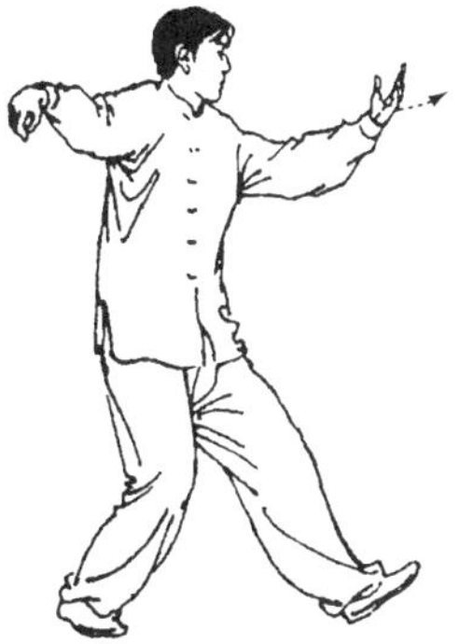

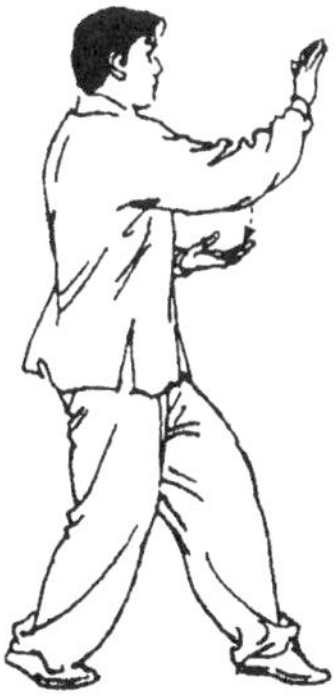

第十二式　高探馬

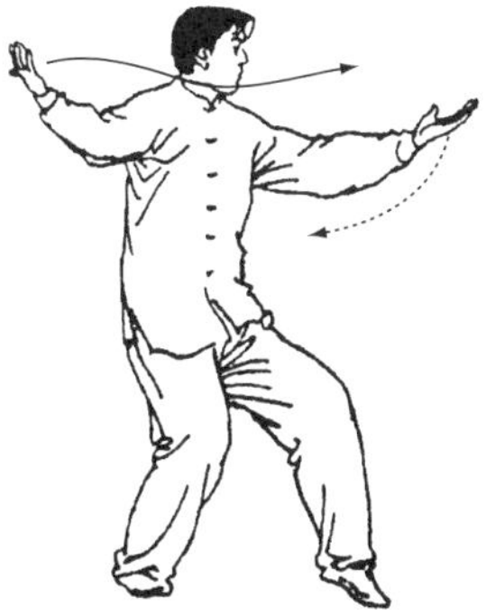

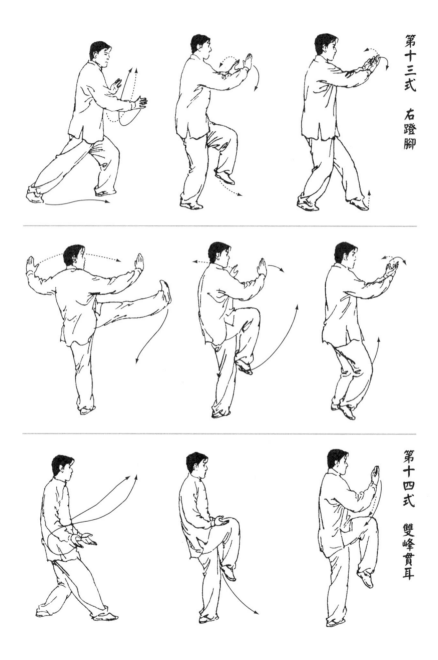

第十三式　右蹬腳

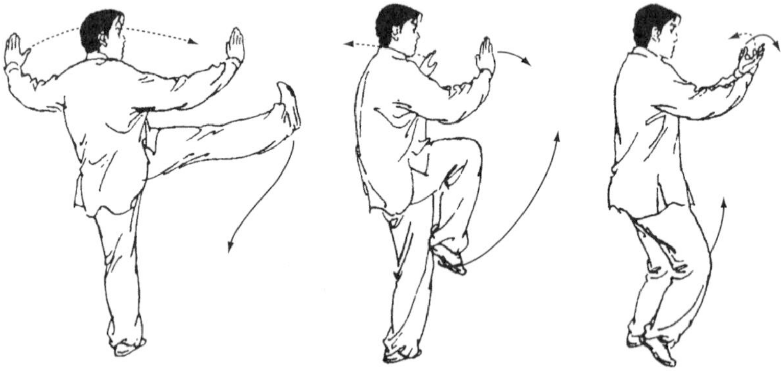

第十四式　雙峰貫耳

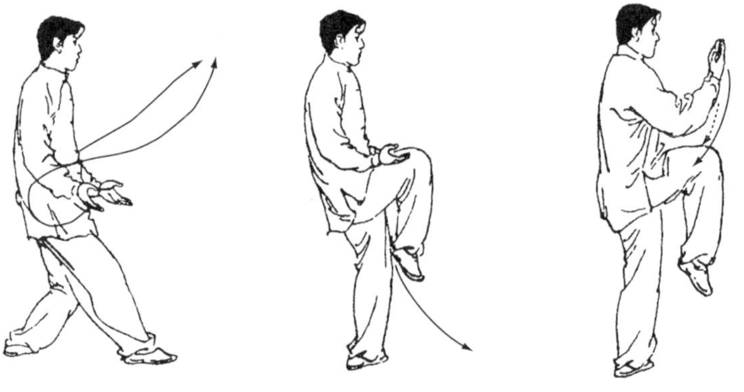

第十五式　轉身左蹬腳

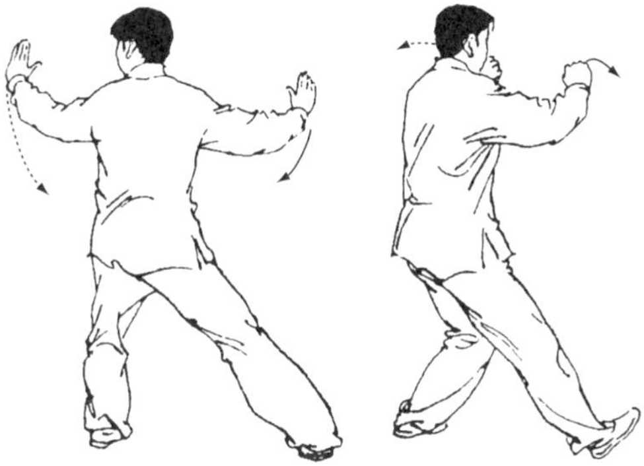

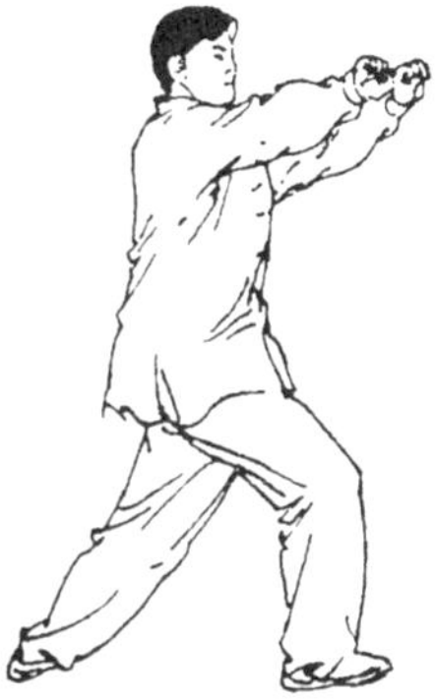

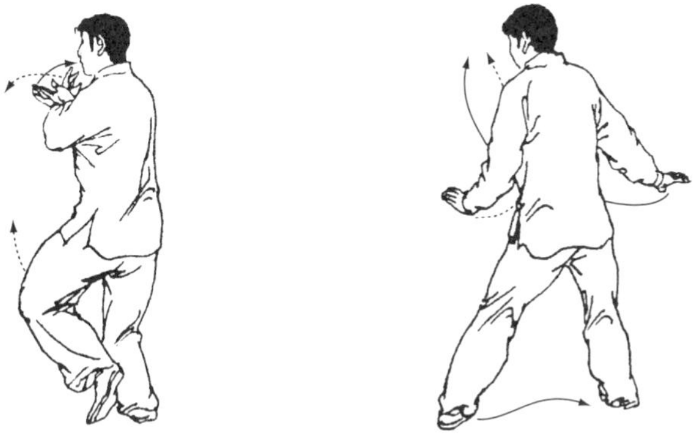

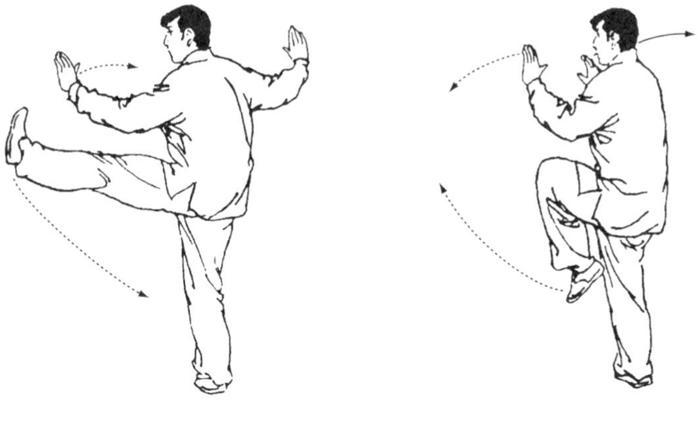

第十六式　左下勢獨立

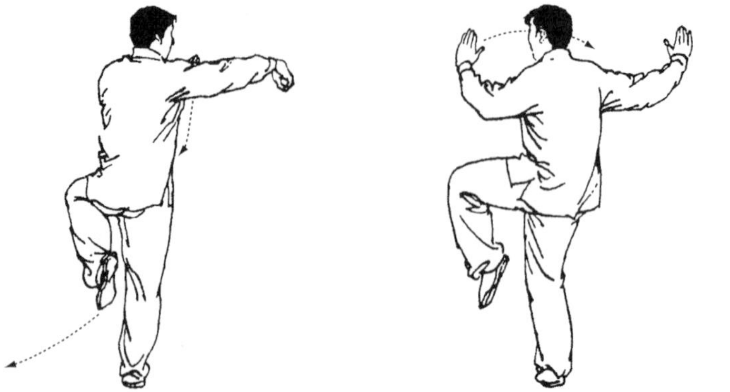

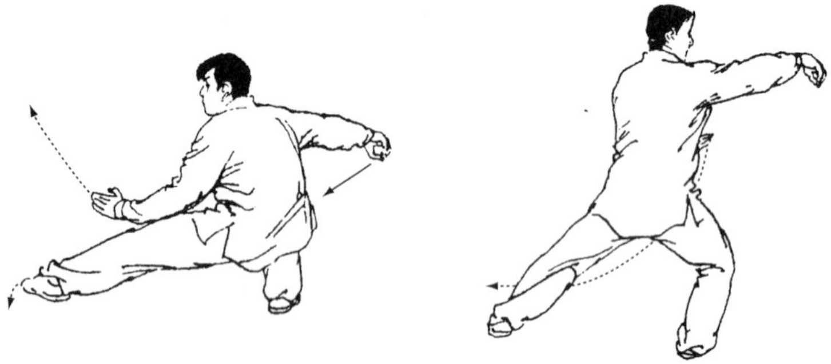

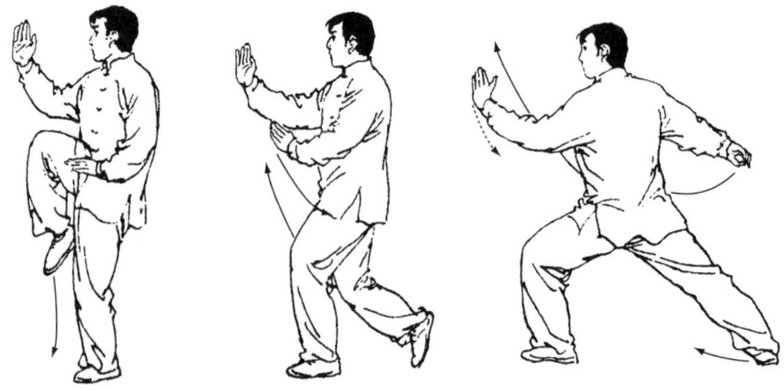

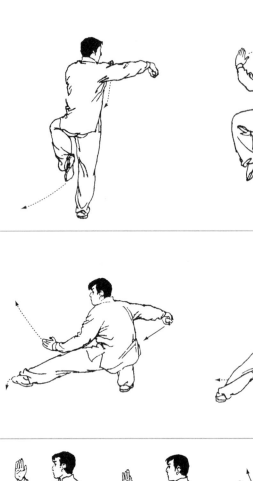

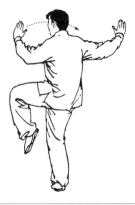

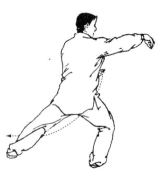

第十七式　右下勢獨立

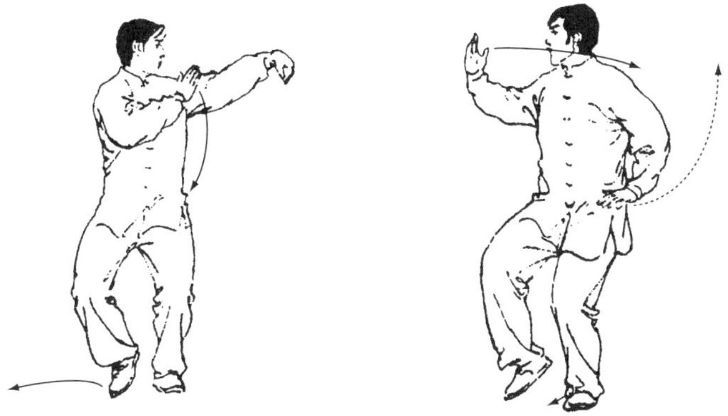

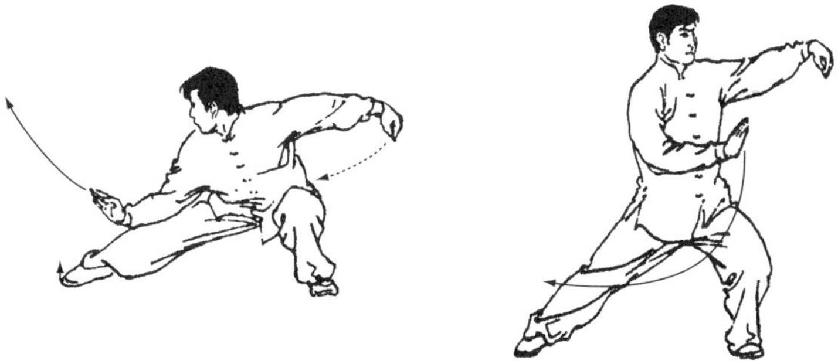

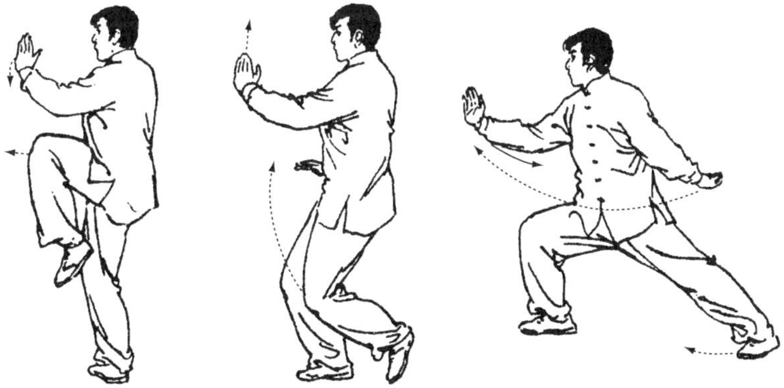

第十八式　左右穿梭

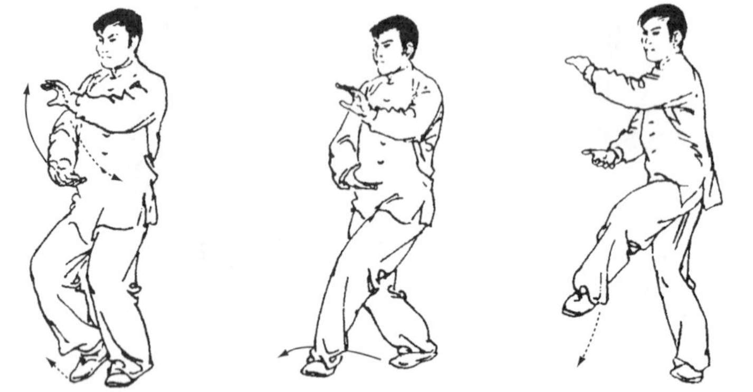

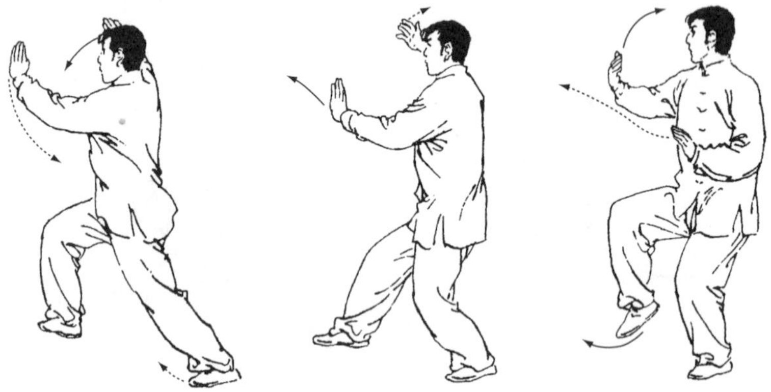

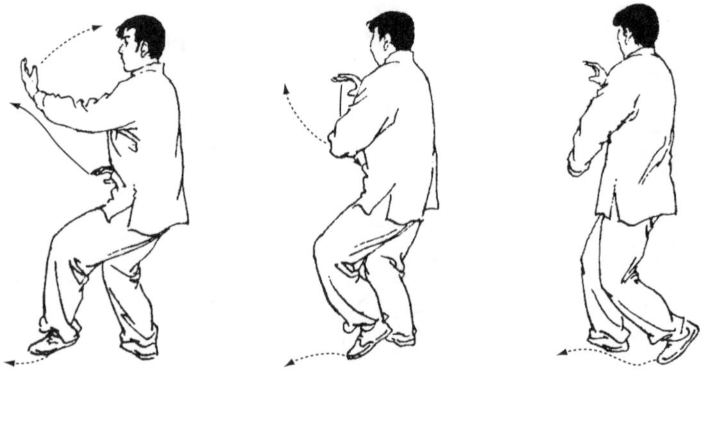

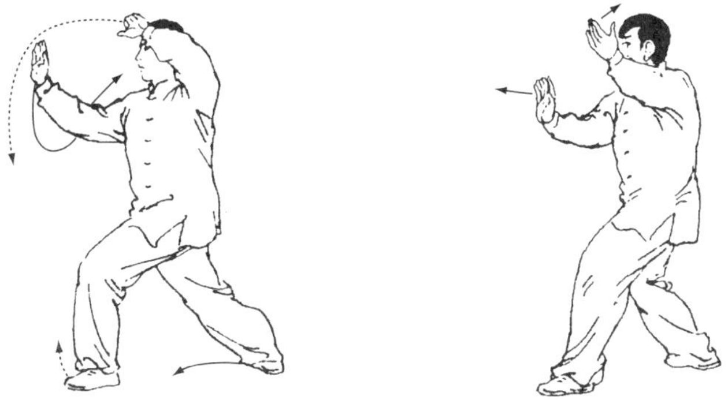

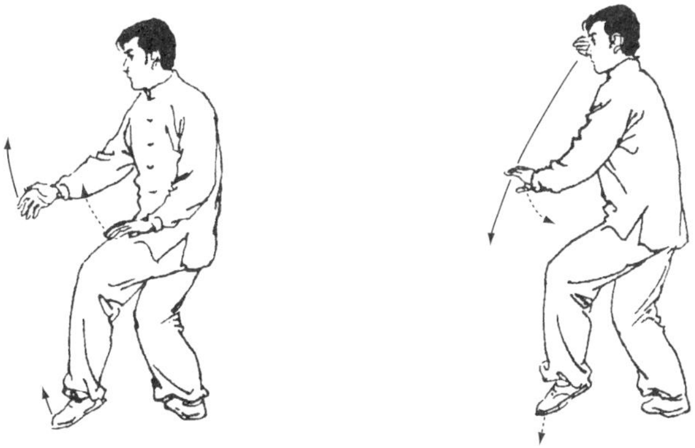

第十九式　海底針

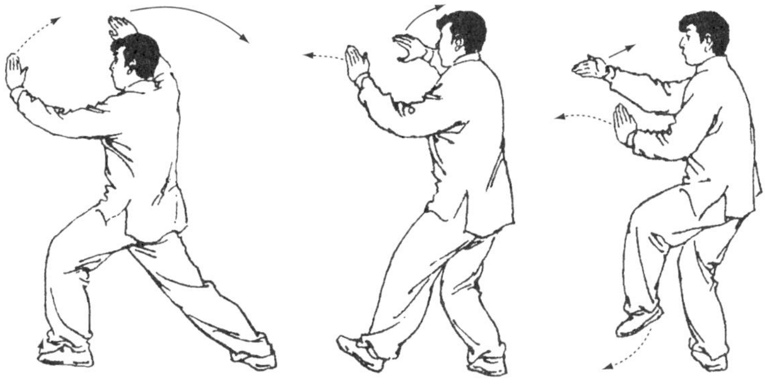

第二十式　閃通臂

第二十一式 轉身搬攔捶

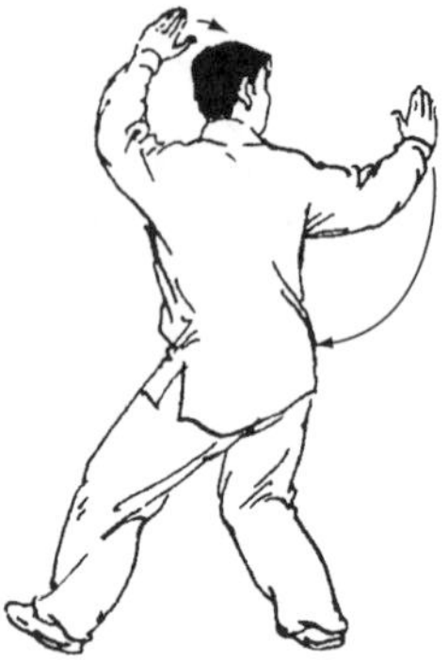

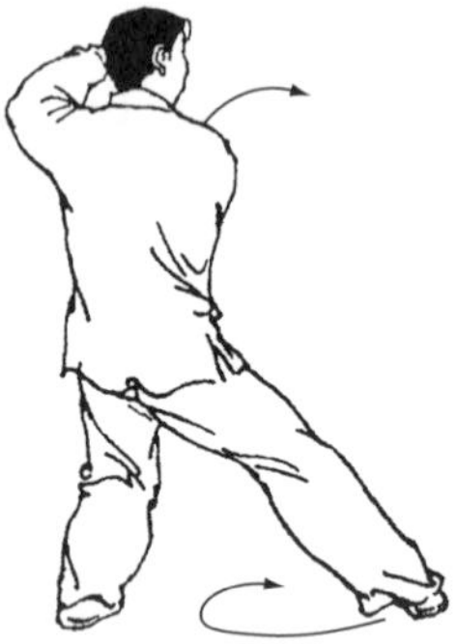

（此為右圖之正面）

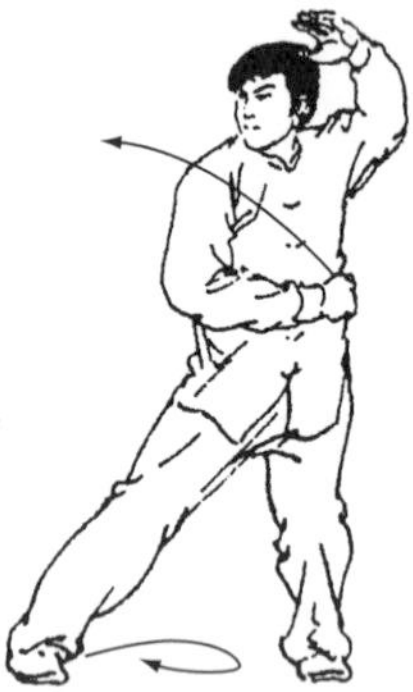

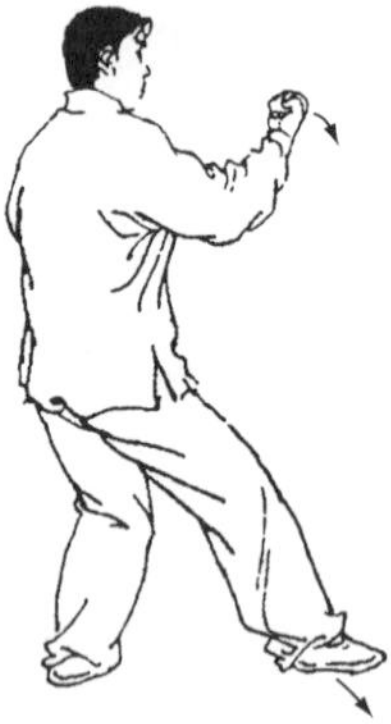

（此為右圖之側面）

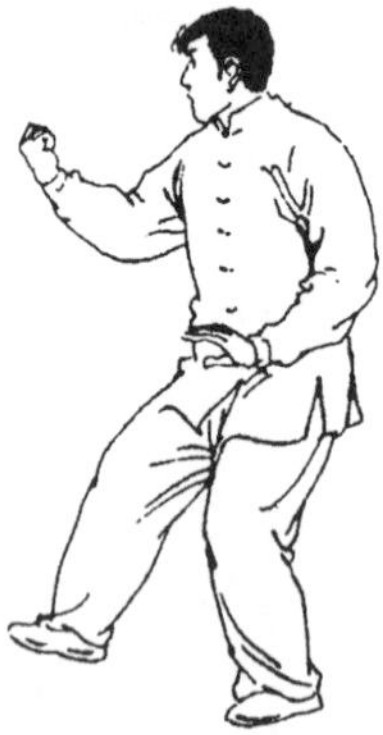

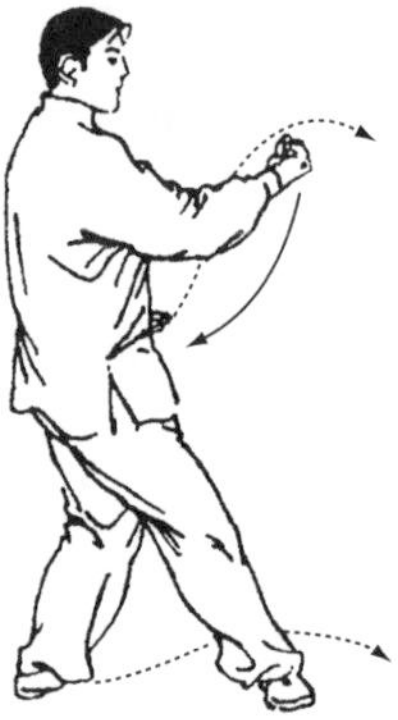

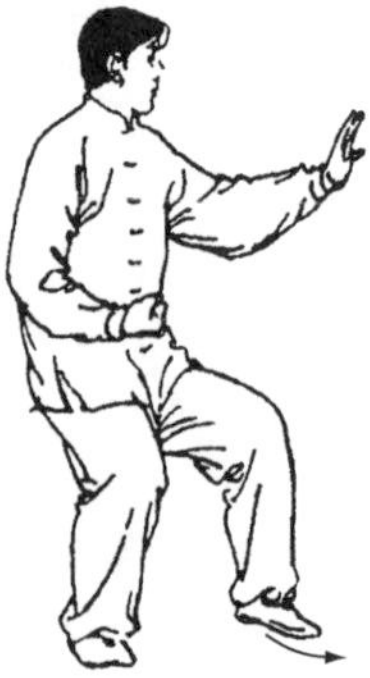

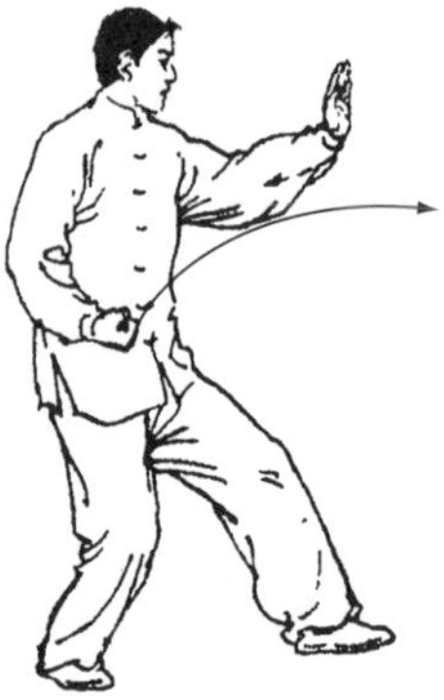

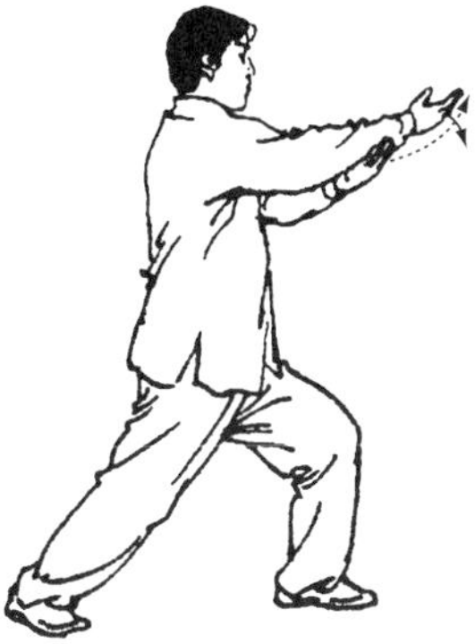

第二十二式　如封似閉

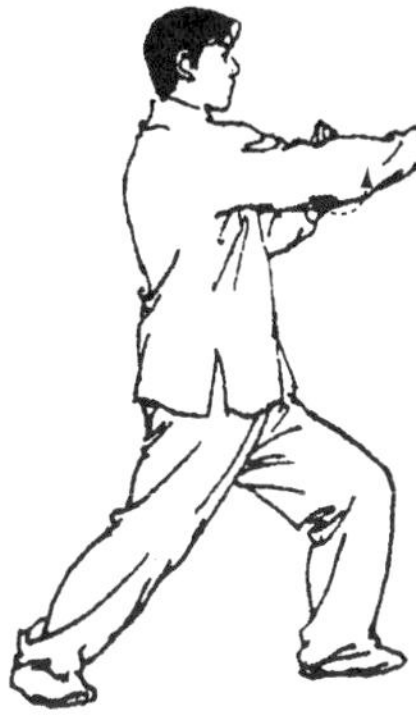

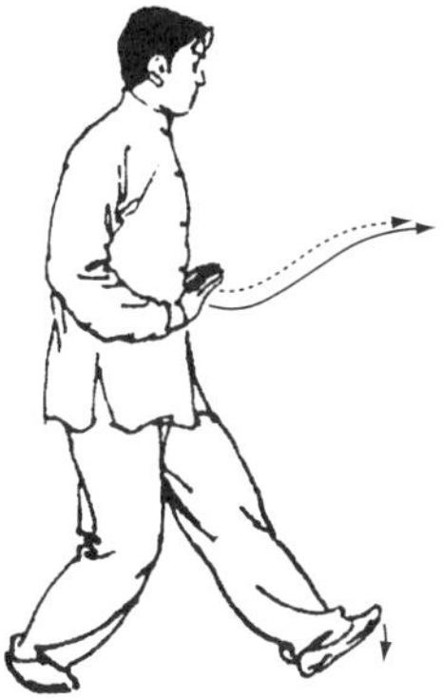

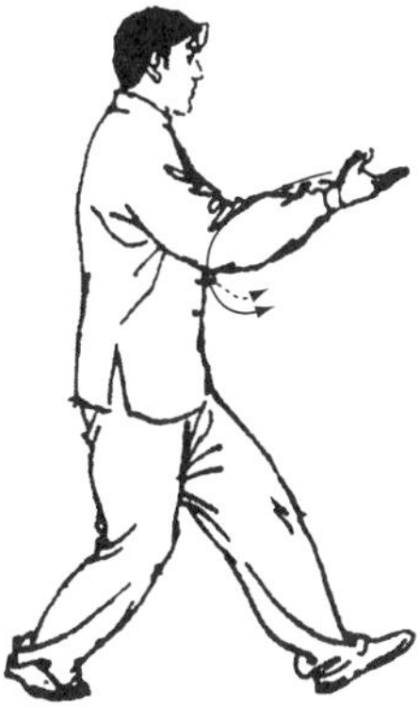

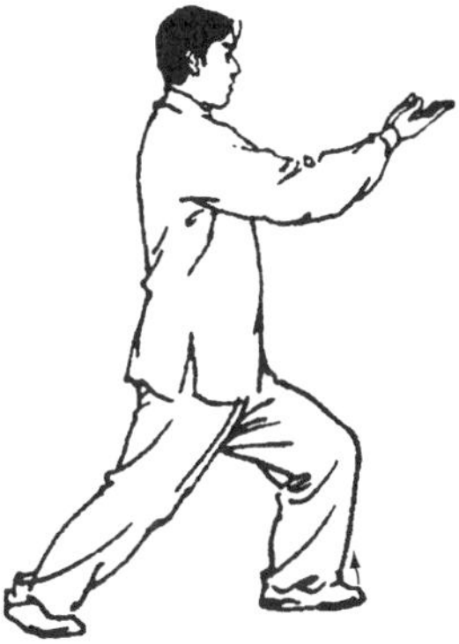

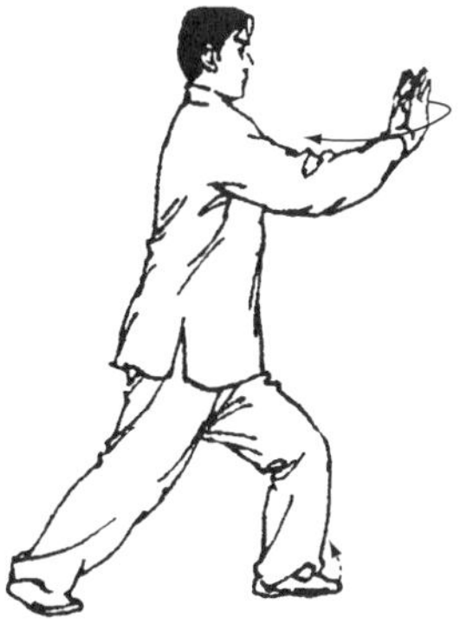

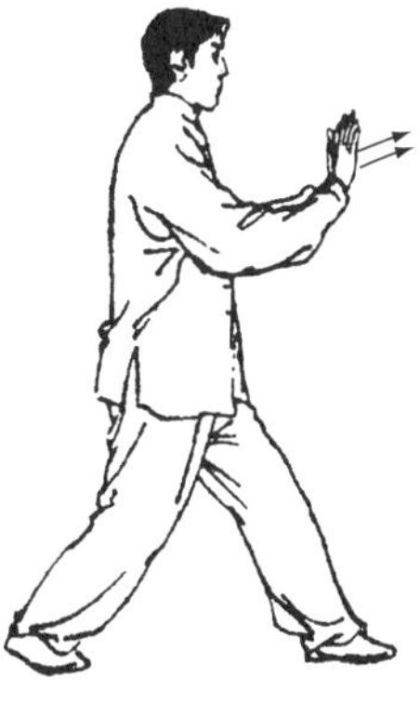

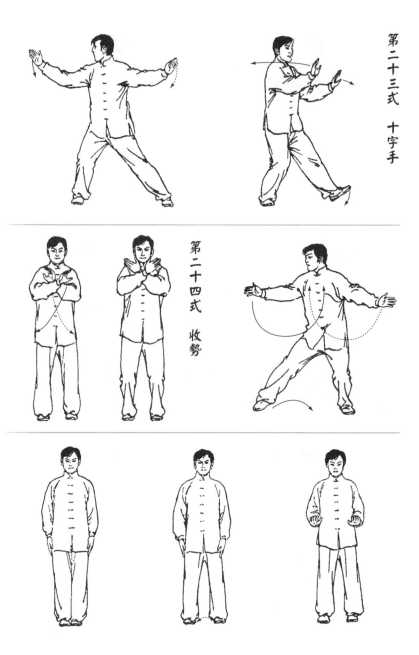

第二十三式　十字手

第二十四式　收勢

附錄二 拔罐保健防病十法

保健防病，從古有之，養生之道，各種各樣。保健防病講究形神合養，常說精氣神是人體三寶，對於一個健康的人來講，精氣神三者缺一不可，防病保健就是在於調養這三種生命活動的基本物質。拔罐艾灸療法可以兼顧調養精氣神，具體做法如下：

增加活力

穴位：大椎、關元、足三里。

方法：每日睡前在各穴位上留罐五至十分鐘。

祛除邪氣

穴位：太陽、曲池、委中。
方法：各穴刺絡拔罐。只有在生病時才能使用。

疏通經絡

穴位：疼痛局部、曲池、足三里。
方法：疼痛局部以梅花針輕輕叩刺出血後拔罐，使出血少許，再在曲池、足三里處留罐五至十分鐘。

培補元氣

穴位：腎俞、關元。
方法：每日睡前各穴留罐五至十分鐘。

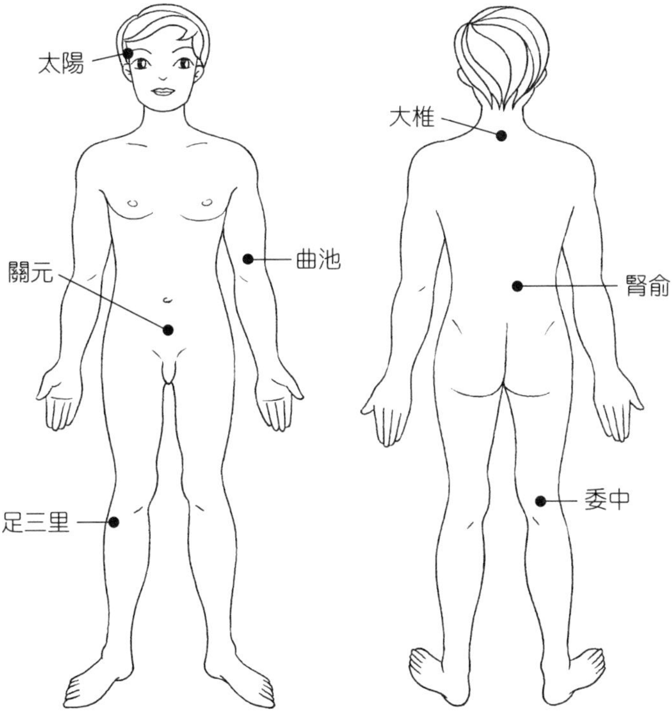

圖九

●調補精血

穴位：肝俞、腎俞、血海、足三里、三陰交。
方法：每日擇一至二穴留罐五至十分鐘。

●健脾開胃

穴位：脾俞、胃俞、中脘、氣海、足三里。
方法：每日各穴留罐五至十分鐘。

●滋肝明目

穴位：太陽、風池、肝俞、膽俞、腎俞、血海、足三里。
方法：每次選二至三穴留罐五至十分鐘。

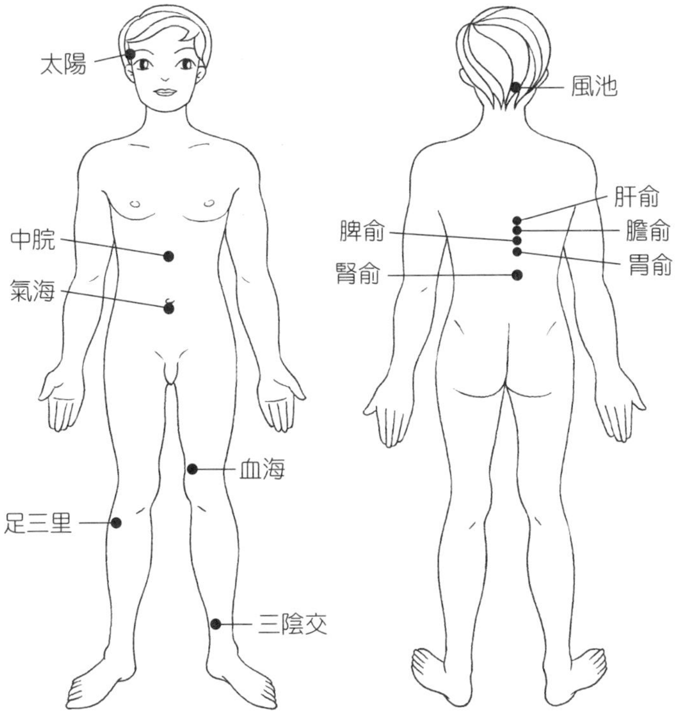

圖十

● **養心安神**

穴位：心俞、厥陰俞、肝俞、腎俞、三陰交。

方法：每次擇二至三穴留罐五至十分鐘。

● **強筋壯骨**

穴位：肝俞、脾俞、腎俞、腰俞、關元、足三里。

方法：每次取二至三穴，留罐五至十分鐘。

● **潤膚澤容**

穴位：顴髎、風池、大椎、肝俞、脾俞、腎俞、血海、陰陵泉、三陰交。

方法：顴髎宜輕拔，微顯潮紅即可，其他穴位每次取二至三處，留罐五至十分鐘。

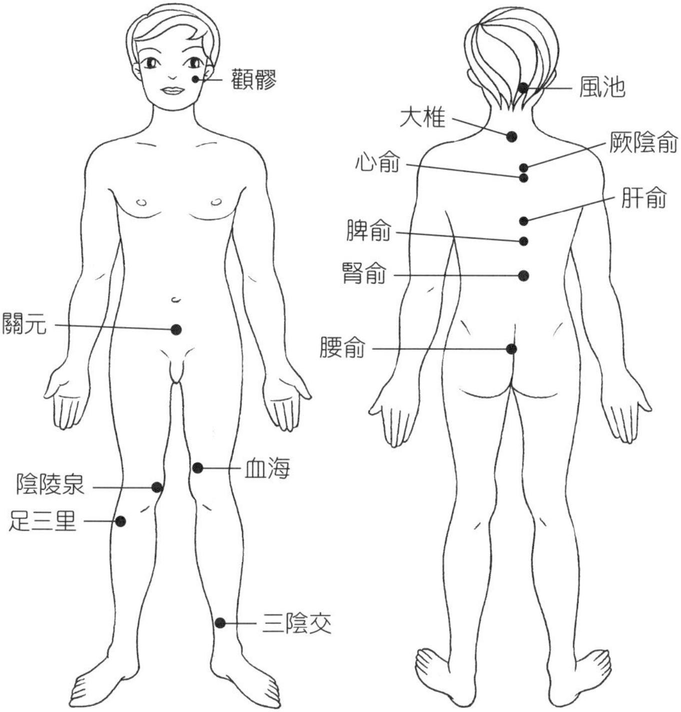
顴髎
關元
陰陵泉
足三里
血海
三陰交
風池
大椎
厥陰俞
心俞
肝俞
脾俞
腎俞
腰俞

圖十一

附錄三 艾灸保健防病十法

調和陰陽

取穴：任脈與督脈配合應用，或俞募配合。

方法：沿任脈及督脈循行部位進行艾灸，每次三十分鐘，每日一次。

耳穴壓籽法取穴：交感、皮質下、心、腎、神門、枕、丘腦、肝。

扶助正氣

取穴：大椎、關元、足三里、百會。

方法：艾條溫和灸每個穴位二十分鐘，每日一次。

耳穴壓籽法取穴：肝、腎、心、內分泌、皮質下、相應部位。

健脾開胃

取穴：中脘、足三里、脾俞、胃俞。
方法：艾條溫和灸每個穴位三十分鐘，每日一次。
耳穴壓籽法取穴：脾、胃、小腸、內分泌、皮質下、口。

疏肝理氣

取穴：陽陵泉、太衝、期門、肝俞、膽俞。
方法：艾條溫和灸每個穴位三十分鐘，每日一次。或點按穴位，以有酸脹感為佳，每次十五分鐘，每日一次。
耳穴壓籽法取穴：肝、脾、三焦、皮質下、大腸。

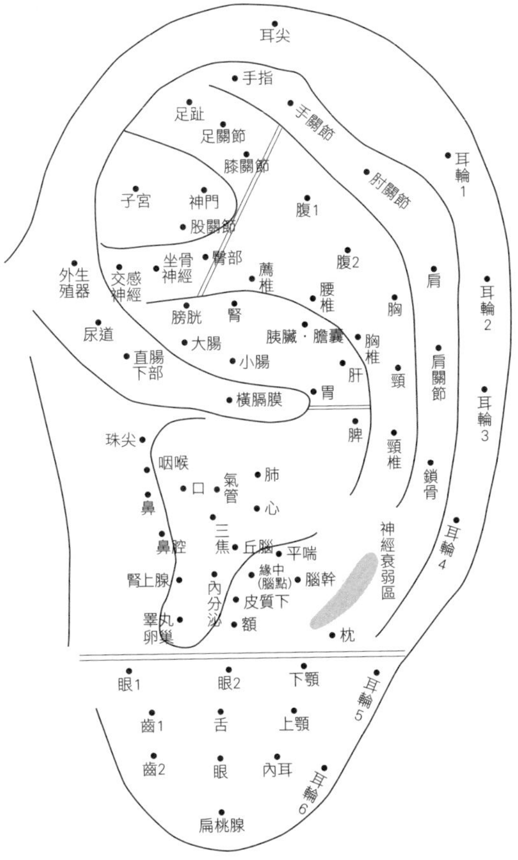
耳尖
手指
足趾
手關節
足關節
膝關節
耳輪1
肘關節
子宮
神門
腹1
股關節
腹2
外生殖器
交感神經
坐骨神經
臀部
薦椎
腰椎
肩
胸
耳輪2
膀胱
腎
尿道
大腸
胰臟・膽囊
胸椎
直腸下部
小腸
肝
頸
肩關節
耳輪3
橫膈膜
胃
脾
珠尖
頸椎
咽喉
肺
口
氣管
鎖骨
鼻
心
耳輪4
三焦
神經衰弱區
鼻腔
丘腦
平喘
緣中(腦點)
腎上腺
內分泌
腦幹
皮質下
睪丸卵巢
額
枕
眼1
眼2
下顎
耳輪5
齒1
舌
上顎
齒2
眼
內耳
耳輪6
扁桃腺

圖十二　耳穴圖

強健筋骨

取穴：腎俞、命門、腰俞、絕骨（懸鐘）、肝俞。

方法：艾條溫和灸每個穴位三十分鐘，每日一次。或每日按揉、點壓各穴位十五分鐘，每日一次。

耳穴壓籽法取穴：腎、肝、緣中（腦點）、內分泌、丘腦、腎上腺。

溫經散寒

取穴：命門、關元、足三里、中脘。

方法：每次取二至三穴，艾灸二十分鐘，每日一次。

耳穴壓籽法取穴：相應部位、神門、肝、脾、內分泌。

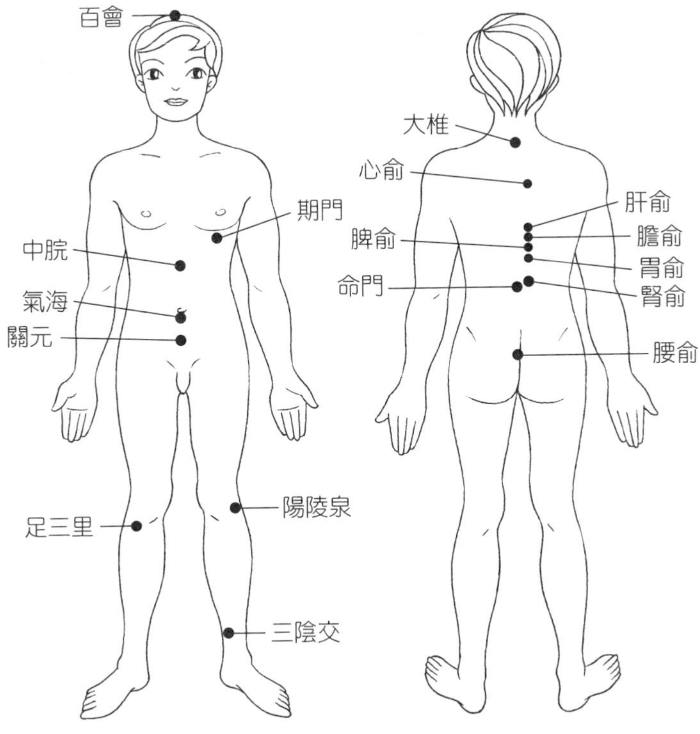

圖十三

疏通經絡

取穴：疼痛局部，循經取穴。

方法：在疼痛局部沿經絡循行方向進行艾灸，每日一次，每次二十分鐘。或點按疼痛局部，理筋、按揉，以疏導經絡，每日一次，每次三十分鐘。

耳穴壓籽法取穴：相應部位、交感、皮質下、神門。

強壯身體

取穴：關元、氣海、命門、足三里。

方法：每年一次在各個穴位上灸三百壯；或艾條溫和灸三十分鐘，每日一次，共十次。

耳穴壓籽法取穴：腎、肝、脾、胃、內分泌、緣中、腎上腺。

養血安神

取穴：心俞、肝俞、腎俞、三陰交。

方法：艾條溫和灸各穴位，每次二十分鐘，每日一次。或點按、點揉各穴，每次三十分鐘，每日一次。或行頭部按摩，每次三十分鐘，每日一次。

耳穴壓籽法取穴：神門、腎、心、皮質下、枕、神經衰弱區、耳尖。

後記—養生之本，在養腎陽

傅文錄

在本書將要出版之際，筆者從多年從醫的良知感悟到，當今世上，假的多，真的少，嘩眾取寵的多，實事求是的少，說說辦不成的多，能實際有所收穫的少。為此，本著專業的態度，給喜歡養生及希望長壽之人做個提醒，如何從《黃帝內經》順從自然養生觀念出發，在當代五花八門的養生保健視、聽、看、閱中，篩選出一個一生都能得到保健養生的方法。本書指出的保護陽氣之觀念，正是此中之上策。如果我們處處時時事事，都在注意養護自己這一口陽氣，這一口熱氣，就能達到養生保健與健康長壽之目的。為了強化這種自我保護陽氣的保健觀念，筆者將全書的主要內容簡簡單單進行一個小結，讓大家更加明白如何來理解這個問題。

中醫認為人體生命活動是陰陽相合運動的表現，陰陽平衡是生命健康的基本條件。但陰陽的平衡不等於陰陽的平等，在陰陽二氣之中，陽氣居於主導地位，對保持生命健康和各種功能活動的旺盛具有重要意義。

與此同時，人的五臟六腑、氣血津液、四肢百骸必須在陽氣的推動下才能發揮正常作用，也就是說，只有陽氣強盛，人體才能強壯，才能抵禦侵害，從而保證健康和長壽。

自然界裡的生命來源於太陽，而人體中也有個太陽，這個太陽就是人體的陽氣。如果陽氣失去正常的運作而不能發揮其重要作用，生命機能就微弱不足，人就會減損壽命或夭折。

在《黃帝內經》中，老祖先早給我們指出了一條活到天年的光明大道：「法於陰陽，和於術數，起居有常，食飲有節，不妄作勞，故能形與神俱，而盡終其天年，度百歲乃去。」就是讓我們不要去損害自己的陽氣。現代人要想活到天年，就要主動提升陽氣。做要從「三陽開泰」開始，即：動（運動）則升陽、喜（高興、喜慶的事情）能升陽、善（做善事、看美好的事物）能生陽。

那麼，又是什麼原因導致我們生病，是誰偷走了我們四五十年的陽壽呢？當然是陰氣。

陰氣是我們自己造成的。因為我們經常以人為的方式損害自己的陽氣，助長自己的陰氣，以至於半百而衰，不能終其天年。

《黃帝內經．上古天真論》中說：不善養生的人喝酒就像喝飲料那樣沒有節制。喝酒喝多了以後，既傷人的精神，又傷人的臟腑和血脈。還有，常常把有害身心健康的生活方式當成正常的，並深陷各種健康誤區而渾然不覺。比如，醉酒之後入房縱欲，貪圖一時的歡愉而肆意地縱欲妄洩，傷於酒又勞於色，則不能保持自身的精氣。另外，像熬夜、暴飲暴食、生活起居沒有規律等諸多不健康的生活方式，都能導致人們半百而早衰，疾病纏身而不能終其天年！

所以，我們隨時隨地都不要以人為的方式去損害自己的陽氣，但這樣還說得不夠，應是我們在任何時候，都積極主動地以各種方法培養自己的陽氣，以增強人體的自癒能力。要記住，無論你現在多大年紀，只要陽氣一足，活到天年就不是夢想。

因此，養生之根本——就是養陽氣。

當人體有不適的時候，體內就好比是陰冷潮濕的天氣，但只要太陽一出來，這種環境就不利於疾病的生長、發展了，所以，我們一定要用自己的雙手，把身體內的太陽托起來，讓它照耀我們的五臟六腑，給我們帶來長久的健康。

然而，陽氣易損卻不易恢復。

人生每時每刻都在消耗陽氣，直至陽氣竭盡，生命終止。所以陽氣永遠都不可能過亢，只有不足！陽氣的恢復主要靠吸收天地間的陽氣，以及透過飲食、睡眠、鍛煉、保健、修煉等來完成。陽氣旺盛的人恢復也快，陽氣虛弱的人，不但有不可避免的日常消耗，還因為陽虛、自身功能低下，不能固密自斂陽氣而自動外洩。而且，陽虛的人吸收天地間陽氣的能力也差，更不用說是自身的整體調節了。

陽氣是生命之源，易耗難複，處在這樣一個天地環境間，能不百倍愛惜萬分呵護我們的陽氣嗎？道家之修身煉丹，清正無為，佛家的戒色保精，自在無執，不也就是想保得這點珍貴無比的陽氣嗎？因此，保陽氣，就是保健康，保生命。保陽氣是養生護命的根本大法。

只要充分發揮自身的潛能，防寒就暖，時刻注意保護自身的陽氣，就等於找到了健康長壽的靈丹妙藥，因為陽氣是我們生命存在的根本。

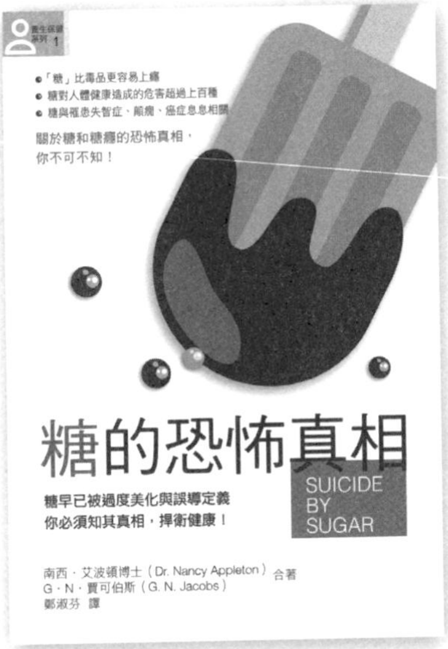

糖的恐怖真相

南西・艾波頓（Nancy Appleton）
G・N・賈可伯斯（G.N. Jacobs）/ 著
鄭淑芬 / 譯

甜食不只會讓你發胖，讓小孩滿口爛牙，
還會壓抑免疫系統、攻擊大腦、滋養癌症！？
《糖的恐怖眞相》首次完整揭露隱形健康殺手
「糖」的各項罪行～
教你怎麼做才能避免讓糖嚴重影響你的健康

關於糖和糖癮的恐怖真相，你不可不知！
「糖」竟然比毒品更容易上癮！？
訴求健康的營養飲品，糖份竟比可樂還要高？
糖不僅會轉成脂肪，還會刺激食慾，讓你越吃越多、胖上加胖？
標榜「無糖」的甜食、飲料，其實只是加了別種名字的糖，對身體一樣有害？
我們每吃一次糖，就是把自己往生病的路上推進一步！
別以為多吃甜食，頂多就是熱量高一點，多運動減掉就沒事！
別以為蔗糖、果糖是天然食物提煉的，不可能對身體不好！
別以為只要選擇「低糖」、「不加糖」的食品飲料，就比較健康！

看清甜食的真相，
擺脫糖癮的控制，
遠離糖對身體的危害！

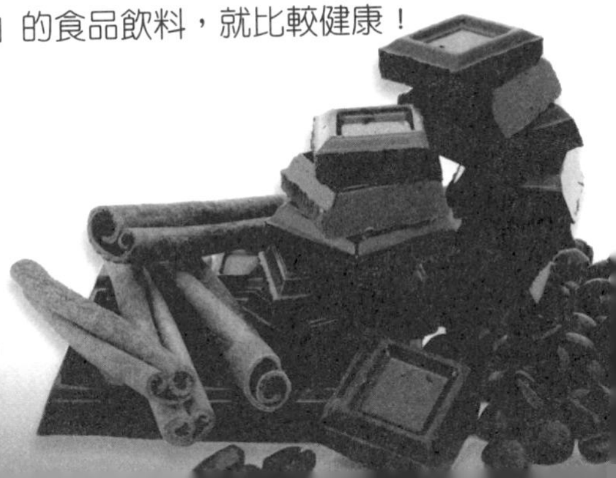

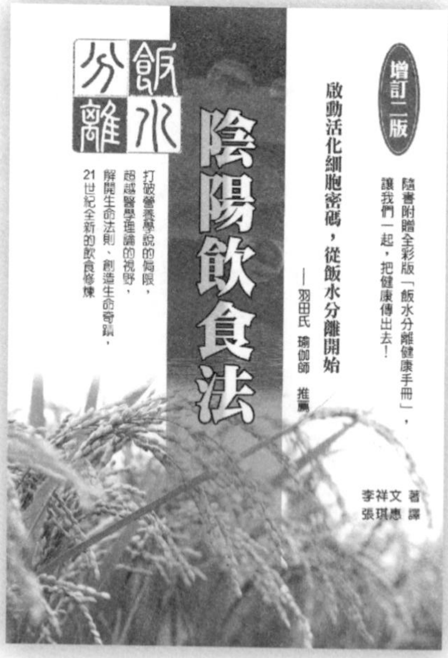

增訂二版

飯水分離陰陽飲食法

李祥文 / 著　　張琪惠 / 譯

打破營養學說的侷限，
超越醫學理論的視野，
解開生命法則、創造生命奇蹟，
21世紀全新的飲食修煉

啟動活化細胞密碼，從飯水分離開始

—羽田氏　瑜伽師　推薦

站在宇宙的高度，和大自然一起吐納
依循飯水分離陰陽飲食法，
大家都可以成為「自己的醫生」

隨書附贈全彩版『飯水分離健康手冊』，讓我們一起，把健康傳出去！

只要將吃飯、喝水分開，不但能治癒各種疾病，
還能減肥、皮膚變好、變年輕漂亮，重獲全新的生命！
身體配合宇宙法則進食、喝水，就能啟動細胞無窮的再生能力，
實踐後，每個人都能體驗到飯水分離陰陽飲食法的健康奇蹟！

國家圖書館出版品預行編目資料

人體內的太陽／傅文錄著. -- 一版. -- 臺北
市：八正文化, 2012.09
面；　　公分

ISBN 978-986-88218-5-9（平裝）

1. 中醫　2. 養生　3. 保健常識

413.21　　101017649

人體內的太陽

定價：320

作　　者	傅文錄
封面設計	方舟創意整合有限公司
版　　次	2017 年 5 月一版二刷
發 行 人	陳昭川
出 版 社	八正文化有限公司 108 台北市萬大路 27 號 2 樓 TEL/ (02) 2336-1496 FAX/ (02) 2336-1493
登 記 證	北市商一字第 09500756 號
總 經 銷	創智文化有限公司 23674 新北市土城區忠承路 89 號 6 樓 TEL/ (02) 2268-3489 FAX/ (02) 2269-6560

歡迎進入～

八正文化　網站：**http://www.oct-a.com.tw**

八正文化部落格：**http://octa1113.pixnet.net/blog**

本書如有缺頁、破損、倒裝，敬請寄回更換。